Schlemmen trotz Histaminintoleranz

Kochbuch mit 150 abwechslungsreichen & gesunden Rezepten für eine bessere Lebensqualität bei Histaminintoleranz. Inkl. Ernährungsratgeber & 14 Tage Ernährungsplan

2. Auflage 2019

ISBN: 9781695332232

KITCHEN
CHAMPIONS

Inhaltsverzeichnis

Vorwort

Liebe Leserin,
lieber Leser,

schön, dass Sie dieses Buch gefunden haben. Sie setzen sich derzeit mit Histamin, beziehungsweise einer Histaminintoleranz auseinander. Das ist keine einfache Situation und mit der Diagnose Histaminintoleranz ändert sich Einiges, vielleicht auch vieles für Sie. Neue Essgewohnheiten erhalten Einzug und manch ein Lebensmittel wird aus Ihrem Plan gestrichen werden müssen. Aber keine Sorge, Sie haben doch noch eine große Auswahl. Das glauben Sie nicht? Sie können sich davon in diesem Buch selbst überzeugen! Aber noch ehe es zu den verträglichen, unsicheren und nicht verträglichen Lebensmitteln geht, wollen wir doch lieber zunächst klären, was Histamin und die Histaminintoleranz überhaupt ist und welche Ursachen es hierfür gibt. Zudem möchten wir Sie aufklären, was eine Histaminintoleranz für Sie und das Leben mit einer Histaminintoleranz bedeutet. Denn eines ist gewiss: Es ist natürlich nicht alles so schlimm, wie es auf den ersten Blick erscheinen mag, wenngleich die Diagnose ein Schock für Sie darstellt. Trotzdem können Sie gut damit leben, wenn Sie sich dementsprechend mit Ihren Essgewohnheiten anpassen.

Eine Histaminintoleranz kann Ihr Leben zwar ganz schön auf den Kopf stellen, allerdings darf es Sie nicht regieren. Natürlich müssen Sie Ihr Essverhalten überdenken und umplanen, aber Sie müssen aus diesem Grund keine Abstriche in Bezug auf leckeres Essen machen. Das glauben Sie nicht? In diesem Buch möchten wir Ihnen zeigen, dass das Leben lecker sein kann - auch mit Histaminintoleranz. Zudem sollen Sie viele Informationen rund um das Thema Histaminintoleranz mit auf den Weg bekommen. Lernen Sie die Histaminintoleranz kennen und lassen Sie sich auf ein neues, kulinarisches Abenteuer ein. Schnell werden Sie merken, dass die zunächst vielleicht sogar angsteinflößende Histaminintoleranz nur ein gezwungener Schubser ist, welcher Sie in neue, kulinarische Welten manövriert. Und dabei möchten wir Sie begleiten! Denn das Leben ist zu lecker, um sich kulinarisch zu vergraben. Darum werden Sie in diesem Buch 150 Rezepte finden, mit denen Sie gesund und ohne Histamin, vor allen Dingen aber lecker durch das kulinarische Leben ziehen können. Doch noch ehe wir auf die Rezepte zu sprechen kommen, möchten wir Ihnen die Problematik rund um das Thema Histamin näherbringen. Dazu zählen unter anderem Themen, wie ‚Was ist Histamin?' und ‚Was ist eine

Histaminintoleranz?‘. Sie dürfen sich im folgenden Abschnitt also über viele wertvolle und wichtige Informationen freuen!

Als kleines Dankeschön für den Kauf dieses Buches haben wir für Sie am Ende eine **kleine Überraschung**. Dazu erfahren Sie aber später unter dem Kapitel „Wir sagen Danke!“ mehr.

Übrigens haben wir für Sie auch einen Bonus bereitstehen: In diesem Buch finden Sie **Rezeptvorlagen**, in denen Sie Ihre eigenen Kreationen verewigen können. So haben Sie immer Ihr absolutes Lieblingsrezept dabei.
Zudem finden Sie am Ende des Buches noch einen **14-tägigen Ernährungsplan**, der Sie bei den ersten Schritten in der histaminarmen Ernährungsweise unterstützen und leiten soll. Eine ausführlichere Erklärung finden Sie in dem dafür vorgesehenen Kapitel.

Wir möchten Sie hier aber vorweg ebenfalls einmal darauf hinweisen, dass Sie die Möglichkeit haben, bei Fragen, Anregungen, Lob und Kritik, uns eine E-Mail zu schreiben. Wir sind bemüht, Ihnen schnellstmöglich zu antworten. Wir danken Ihnen für Ihre Unterstützung!

So bleibt uns an dieser Stelle nichts anderes übrig, als Ihnen viel Freude an dem Buch zu wünschen und natürlich ein gelungenes Nachkochen der Rezepte!

Wer sind die Kitchen Champions?

Die Kitchen Champions sind ein Team von leidenschaftlichen Köchen und Ernährungsberatern, die sich auf Kochbücher und Ernährungsratgeber spezialisiert haben. Dabei sind wir immer darauf bedacht, dass eine Harmonie zwischen einer ausgewogenen Ernährung und kulinarischen Highlights zum Tragen kommt. Wir wissen genau, dass eine gesunde Ernährung nur über leckere Gerichte umsetzbar ist. Zudem steht der gute Geschmack für Lebensfreude, transportiert ein glückliches Lebensgefühl und zeigt, dass man Genuss zu schätzen weiß.

Und damit Sie Teil dieser Welt werden können, laden wir Sie dazu ein, diese Welt mit ihren kulinarischen Highlights zu erkunden. Tauchen Sie gemeinsam mit uns in eine Welt voller leckerer und gesunder Rezepte ein. Kein Rezept ist wie das andere und jedes einzelne Rezept ist ein Feuerwerk am Gaumen. Lassen Sie sich nicht nur im Alltag inspirieren, sondern überraschen Sie auch Bekannte, Freunde, Familie und Arbeitskollegen mit den kulinarischen Perlen. Zudem können Sie von unseren jahrelangen Erfahrungen profitieren. Aber nicht nur mit unseren Erfahrungen stehen wir Ihnen in der Küche zur Seite. Wir sind ebenfalls Ihr kompetenter Ansprechpartner, wenn es um Fragen rundum kulinarische Trends geht. Zudem sind wir immer auf der Suche nach einem neuen kulinarischen Lebensgefühl, welches wir in unseren Werken verewigen.

Exotische Aromen, kombiniert mit dem alltäglichen Geschmack, abgerundet durch exakt die Mineralien, Spurenelemente, Vitamine und Nährstoffe, die Sie brauchen, entsteht eine einmalige Symphonie aus gutem und gesundem Essen, welches auf den Teller kommt.

Ob Sie abnehmen wollen, sich einfach nur bewusster ernähren möchten oder sich an ganz neue Rezepte heranwagen, hier kommt niemand zu kurz. Nachhaltigkeit wird großgeschrieben! Ebenfalls sollen die Zutaten einfach zu bekommen und vor allem auch bezahlbar sein. Niemand profitiert von einem Rezept, welches teure und schwer zu beschaffenen Zutaten beinhaltet.

Haben wir Sie neugierig gemacht? Wir würden Sie gerne bei den Kitchen Champions willkommen heißen. Was Sie tun müssen? Kommen Sie mit Genuss in unsere Community und werden Sie Teil einer besonderen kulinarischen Bewegung.

Histaminintoleranz

Noch ehe wir uns mit der Histaminintoleranz beschäftigen, sollten wir uns ansehen, was es mit dem Histamin überhaupt auf sich hat. Dazu haben wir Ihnen dieses Kapitel auf eine bestimmte Art und Weise aufgebaut, die wir Ihnen im Vorfeld gerne erklären möchten.

Zunächst einmal soll in diesem Kapitel das Histamin an sich besprochen werden. Dazu möchten wir Ihnen recht genau aufzeigen, was das Histamin ist und welchen Wirkungskreis es hat. Anschließend möchten wir Ihnen das Histamin im menschlichen Körper vorstellen. Hier sollen Sie lernen zu verstehen, wie das Histamin im Körper des Menschen wirkt und welche Aufgaben es hat. Schließlich werden wir auf die Histaminintoleranz zu sprechen kommen. Was geschieht im menschlichen Körper, wenn dieser das Histamin nicht akzeptiert? Dies ist nur eine der Fragen, die in dem Kapitel geklärt werden sollen. Nun haben wir schon viel über Histamin und der Histaminintoleranz in Erfahrung gebracht. Höchste Zeit also, dass wir uns die Ursachen einer Histaminintoleranz ansehen, beziehungsweise welche Gründe es laut aktuellen wissenschaftlichen Erkenntnissen hierzu gibt. Abschließend wollen wir auf die Symptome zu sprechen kommen. Einige werden Sie sicherlich schon an sich selbst beobachtet haben, wiederum andere sind Ihnen vielleicht nicht bewusst. Wir haben den Symptomen ein extra Kapitel gewidmet, sodass Sie bestens mit Informationen versorgt werden.

Doch sind wir nicht am Ende angekommen, sondern stehen noch ganz am Anfang. Aus diesem Grund laden wir Sie nun herzlich dazu ein, den ersten Abschnitt, die Frage nach dem, was Histamin überhaupt ist, zu erkunden. Wir wünschen Ihnen viele neue Erkenntnisse und nützliche Informationen, die Sie für sich sammeln können.

Was ist Histamin?

Histamin, das ist ein natürlicher Stoff, der nicht nur bei uns Menschen, sondern auch bei den Tieren und Pflanzen vorkommt. Die Summenformel $C_5H_9N_3$ ist ein weiterer Begriff für Histamin. Doch was hat es nun mit dem Histamin auf sich? Histamin ist im menschlichen und tierischen Körper als Hormon und Neurotransmitter zu finden. Dabei wird dem Histamin eine ganz besondere Aufgabe zuteil: Es ist einer der Hauptschlüssel, wenn es um allergische Reaktionen geht, aber auch beim Immunsystem spielt es eine zentrale Rolle. So übernimmt das Hormon hier jenen Part, welcher für die Abwehr von (körper)fremden Stoffen zuständig ist. Aber auch als Neurotransmitter, sogenannte Botenstoffe, erfüllt das Histamin eine wesentliche Aufgabe. So löst es entzündliche Reaktionen im Körper aus und lässt betroffene Gewebebereiche anschwellen. Allerdings wusste man nicht sofort von diesen zusammenhängen. Im Jahr 1907 hatte der deutsche Chemiker Adolf Windaus gemeinsam mit W. Vogt mit der Erforschung von Histamin begonnen. Drei Jahre später, im Jahr 1910, gelang es Henry H. Dale und G. Barger erstmals, Histamin auch im sogenannten Mutterkorn nachzuweisen. Somit konnte einwandfrei festgehalten werden, dass das Histamin als ein natürlicher Stoff anzusehen ist. Noch im selben Jahr gelang der Nachweis von Histamin im menschlichen Körper - mehr noch: Es wurde belegt, dass Histamin gar ein körpereigener Stoff ist. Somit begann die tiefere Forschung und die Funktionen von Histamin im menschlichen und tierischen Körper wurden festgehalten. Weiter wurde entdeckt, dass Histamin nicht zufällig produziert wird, sondern innerhalb einer Biosynthese gebildet werden muss. Hierbei wird aus der Aminosäure Histidin das Histamin synthetisiert. 1937 fand die Wissenschaft erstmals heraus, dass es Substanzen gibt, die das Histamin hemmen können. Diese wurden Antihistaminika genannt und keine fünf Jahre später kamen sie erstmals zum Einsatz innerhalb verschiedener Therapien. Im Jahre 1950 wurde das Wissen über Histamin genutzt und man brachte die ersten Neuroleptika auf den Markt. Die Forschung an dem Hormon und Neurotransmitter geht aber stetig voran. So weiß man beispielsweise seit dem Jahr 2000, dass das Histamin auch beim menschlichen Erbgut eine Rolle spielt.

Nun können Sie sich abschließend also merken, dass Histamin ein Botenstoff, sowie ein Hormon ist, welches in allen menschlichen und tierischen Körpern, sowie Pflanzen zu finden ist. Eine Frage bleibt aber nun offen: Was bewirkt Histamin im menschlichen Körper genau? Darüber möchten wir Sie im folgenden Kapitel aufklären.

Histamin und der menschliche Körper

Wie Sie sich wahrscheinlich denken können, hat das Histamin nicht nur eine Aufgabe, die es erledigen muss. Im menschlichen Körper werden der chemischen Substanz gleich mehrere Aufgabengebiete zuteil, bei denen seine Aufgabe mehr oder weniger im Vordergrund steht. Aber nicht nur die körperlichen Funktionen werden durch das Histamin beeinflusst. Auch die molekulare Ebene spielt mit den Histaminrezeptoren eine wesentliche Rolle. Allerdings geht das sehr tief in verschiedene medizinische Disziplinen, die hier weniger zum Tragen kommen sollen. Andernfalls würde aus dem Ratgeber eine biochemische Abhandlung werden. Sie dürfen sich aber gerne merken, dass das Histamin auch Auswirkungen auf die kleinsten Zellen im Körper hat. Kehren wir aber nun zurück zu den Funktionen im menschlichen Körper. Damit es für Sie überschaubar bleibt, ist dieses Kapitel nochmals unterteilt in die verschiedenen Aufgabenbereiche. Hierzu zählen demnach 4 Hauptthemen, die wir mit Ihnen besprechen möchten: Abwehr und Abwehrreaktionen, der Bereich Magen und Darm, das Herz-Kreislaufsystem und das zentrale Nervensystem. Beginnen wir mit den Abwehrreaktionen.

Abwehrreaktionen

Wie Sie bereits wissen, ist das Histamin maßgeblich an der Abwehr (körper)fremder Stoffe beteiligt. Dabei tritt es eben auch mit dem auswirkenden Fokus in Bezug auf Asthma und Allergien in Erscheinung. Auch bei Entzündungen und Verbrennungen spielt das Histamin eine Rolle. So sind eine seiner Auswirkungen hier, dass es für Juckreiz, Schmerz und die Kontraktion der Atemmuskulatur zuständig ist. Letzteres spielt beim Asthma eine besondere Rolle. Wenn Sie schon einmal von der Nesselsucht gehört haben und nun vermuten, dass das Histamin hier auch eine Rolle spielen könnte, so haben Sie ins Schwarze getroffen. Denn das Histamin wird auch mit der Nesselsucht in einen direkten Zusammenhang gebracht. Selbst das Freisetzen des Adrenalins wird vom Histamin gesteuert. Dies geschieht allerdings über die Steuerung der H1-Rezeptoren. In diesem Fall befinden wir uns in der Molekularmedizin.
Interessant zu wissen: Bei Hunden und Katzen spielt Histamin eine nebensächliche Rolle, wenn es um den Juckreiz geht. Beim Menschen hingegen steht das Histamin im Vordergrund.
Was können Sie also für die Abwehrreaktionen festhalten? Das Histamin steht in Bezug auf einer Vielzahl von mitwirkenden und beeinflussenden Faktoren, wenn es um das Immunsystem und andere Vorgänge im Körper geht, die im Zusammenhang mit Abwehrreaktionen des Körpers stehen. Zudem ist ein wesentlicher Wirkungskreis des Histamins die molekulare Ebene, genauer gesagt die Rezeptoren H_1-H_4, nach heutigen wissenschaftlichen Erkenntnissen. Das bedeutet also, dass das Histamin auf vielen verschiedenen Ebenen wirkt und vom Körper direkt eingesetzt und benötigt wird, um eine Vielzahl an Reaktionen hervorzurufen.

Magen und Darm

Hier lässt es sich etwas schneller und einfacher erklären, was das Histamin mit dem Magen-Darmbereich gemein hat. Denn hier ist eines der Hauptaufgabengebiete des Histamins die Produktion der Magensäure. Hier wird es noch einmal molekularmedizinisch. Das Histamin kann durch die Aktivierung der H_2-Rezeptoren eine erhöhte Magensaftproduktion erzeugen. Dieser Vorgang kann durchaus als eine Abwehrreaktion verstanden werden. Dabei müssen aber natürlich mehr Informationen vorliegen, als lediglich eine gesteigerte Magensaftproduktion. Trotzdem könnte dies als eines der Anzeichen einer Abwehrreaktion angesehen werden, wenngleich ohne alleinstehendes Merkmal, sondern nur in Kombination mit anderen Symptomen.

Herz-Kreislauf

Haben Sie bereits Hautrötungen an sich beobachten können? Diese rühren bei einer Abwehrreaktion ebenfalls vom Histamin her. Das Histamin ist nämlich auf molekularer Ebene auch hier für Weiterungen der Blutgefäße zuständig, welche die Hautrötungen sichtbar machen. Aber auch direkt am Herz kann das Histamin wirken. So steht es in einem direkten Zusammenhang mit der Steigerung der Schlagkraft (inotrope), aber auch der Schlagfrequenz (chronotrope) des Herzens. Auch hier wirkt das Histamin wieder über die molekulare Ebene, genauer gesagt über die H_2-Rezeptoren.

Zentrales Nervensystem

Zum Schluss möchten wir Ihnen noch das zentrale Nervensystem vorstellen, auf welches das Histamin ebenfalls wirkt. Auch hier wirkt es hauptsächlich auf molekularer Ebene. So werden das Erbrechen und der Schlaf-Wach-Rhythmus mittels Histamins über die H_1-Rezeptoren gesteuert. Tierversuche zeigten ebenfalls, dass Histamin im zentralen Nervensystem antidepressiv wirken kann. Auch eine Verhinderung von epileptischen Anfällen, sowie eine appetitverringernde Wirkung wurde nachgewiesen und wird derzeit weiter erforscht.

Das zentrale Nervensystem ist auch an der Regulation der Körpertemperatur beteiligt. Auch hier fand man heraus, dass das Histamin einen Einfluss darauf hat. Ebenso zeigen neueste Forschungsergebnisse einen Zusammen von Histamin und der zentralen Steuerung des Blutdrucks und des Schmerzempfindens. So wirkt das Histamin also bei vielen wichtigen Körperfunktionen. Aber auch bei direkten Neurotransmitterfreisetzungen ist das Histamin hauptsächlich über H_3-Rezeptoren beteiligt. So nimmt es hier Einfluss auf Neuronen, welche beispielsweise Serotonin, Noradrenalin, Acetylcholin, Dopamin und L-Glutamin sind. Diese Neurotransmitter werden direkt von dem Histamin beeinflusst und reguliert.

Die Forschung beschäftigt sich sehr intensiv mit dem Histamin und deren Wirkungskreis. Dabei dürfen wir alle auf weitere Studienergebnisse gespannt sein.

Was ist eine Histaminintoleranz?

Nun kommen wir aber endlich zu der eigentlichen Histaminintoleranz. Sie wissen nun, dass Histamin an vielen wichtigen Funktionen im Körper beteiligt ist und dass es an ebenso vielen Abwehrreaktionen Mitschuld trägt, sofern man überhaupt von einer Schuld sprechen kann.

Explizit stellt sich nun die Frage, was es mit einer Histaminintoleranz auf sich hat. Zunächst einmal ist es wichtig, dass eine Intoleranz nicht mit einer Allergie zu vergleichen ist, wenngleich diese beiden Begriffe gerne Synonym gebraucht werden. Dabei bestehen deutliche Unterschiede, die besonders für Sie, als von einer histaminintoleranten Person zu berücksichtigen sind. Bei einer Allergie reagiert das Immunsystem auf einen Auslöser, der natürlich vielfältig sein kann. Dies können Lebensmittel, aber auch äußere Stoffe sein, auf die das Immunsystem anschlägt. Die Reaktionen des Immunsystems zeigen sich immer binnen kürzester Zeit. Anders ist es hier bei einer Intoleranz beziehungsweise auch Unverträglichkeit genannt. Hier kann der Körper verschiedene Stoffe nicht verarbeiten. Ziemlich einfach gesprochen: Das Immunsystem ist nicht beteiligt, sondern der Körper kann lediglich in diesem Fall das Histamin nicht verarbeiten. Dies macht sich auch an der Schwere der Symptome bemerkbar. In der Regel reichen die Reaktionen einer Allergie von harmlos bis lebensbedrohlich! So können diese einfach nur eine Hautrötung oder massive Schwellung, Juckreiz oder ähnliches auslösen – es kann aber auch zu Atemnot und Herzstillstand kommen. Anders ist das bei einer Intoleranz, beziehungsweise Unverträglichkeit. Hier sind die Symptome zwar weniger schwerwiegend, trotzdem können diese einem ein gutes Stück Lebensqualität rauben.

Nun setzen wir das in Bezug zu Ihrer Histaminintoleranz. Ziemlich einfach gesprochen ist Ihr Körper nicht dazu in der Lage, von außen zugeführtem Histamin zu verarbeiten. Diese Unverträglichkeit wird neben Histaminintoleranz auch Histaminose oder Histaminunverträglichkeit genannt. Dabei zählt die Histaminintoleranz zu den Stoffwechselstörungen und tritt häufig bei Frauen zwischen 35 und 40 auf. Aber auch Männer können davon betroffen sein, so wie Frauen anderen Alters. Sicherlich haben Sie verschiedene Symptome bereits an sich selbst feststellen müssen. So äußert sich eine Histaminintoleranz oftmals als Nesselsucht, Kopfschmerzen, Schwindel, sowie Verdauungsprobleme und Atembeschwerden. Sollten Sie bisher erst die Vermutung hegen, an einer Histaminintoleranz zu leiden, sollten Sie umgehend einen Arzt aufsuchen, der Sie diesbezüglich fachkundlich beraten und eine Histaminintoleranz

explizit nachweisen kann, beziehungsweise andere Möglichkeiten ausschließt.
Da Sie nun also wissen, was es mit der Histaminintoleranz auf sich hat, sind Sie sicher gespannt auf die Ursachen. Diese möchten wir Ihnen als Nächstes vorstellen.

Ursachen einer Histaminintoleranz

Tatsächlich ist nach derzeitigem Stand nicht abschließend geklärt, woher eine Histaminintoleranz letzten Endes rührt. Selbstverständlich sind viele Wissenschaftler an der Thematik am Forschen. Die meisten Studien hierzu zeigten, dass eine Beteiligung der körpereigenen Diaminoxidase, auch DOA, sowie eine Histamin-N-Methyltransferase (HNMT) eine wesentliche Rolle spielen dürften. Sollten Sie hier Interesse haben, die Studie zu lesen, dann finden Sie die Studie, sowie die Ergebnisse, wenn sich hiernach Suchen: Reese, I. et al., "Vorgehen bei Verdacht auf Unverträglichkeit gegenüber oral aufgenommenem Histamin", Allergo J 2012; 21 (1): 22-28. Die beiden Enzyme DOA und HNMT wirken sich im Dünndarm, aber auch auf der Haut aus. Sie sorgen in der Regel für einen schnellen Abbau des Histamins im Körper. Bei einer Histaminintoleranz ist dies laut der Theorie aber nicht möglich, da die Aktivität der beiden Enzyme eher mangelhaft ist. Da das Histamin so gar nicht oder nur sehr langsam abgebaut werden kann, reichert sich immer mehr Histamin im Körper an, welches die Reaktionen der Intoleranz gegenüber Histamin hervorruft. Dies ist die derzeitige gängigste Erklärung bezüglich der Histaminintoleranz. Die Forschung wird im Laufe der Zeit aber neue Erkenntnisse zu Tage befördern und so bleibt die Hoffnung, dass Sie vielleicht nicht auf verschiedene Lebensmittel verzichten müssen, sondern irgendwann einfach jene Enzyme einnehmen müssen, damit das Histamin abgebaut wird. Allerdings ist dies zunächst noch ferne Zukunftsmusik, wenngleich die Hoffnungen berechtigt sind.

Symptome einer Histaminintoleranz

Wenn Sie selbst an einer Histaminintoleranz leiden und vielleicht sogar bereits Kontakt zu anderen betroffenen Menschen gesucht haben, so werden Sie eines sicher festgestellt haben: Die Symptome einer Histaminintoleranz sind vielfältig und vielschichtig. Wie man in der Umgangssprache sagen würde: Sie reichen von bis. Doch welche Symptome treten hauptsächlich auf? Zu den wohl bekanntesten Symptomen zählt die Nesselsucht mit den Hautrötungen und den sogenannten juckenden Quaddeln. Dabei läuft dies oftmals in Bezug auf die Nesselsucht wie folgt ab:
Zunächst reichert sich immer mehr Histamin im Körper an, da es nicht abgebaut werden kann, beziehungsweise nicht schnell genug abgebaut

wird. Darauf reagiert der Körper. Sie wissen bereits, dass das Histamin die Regulation der Blutgefäße beeinflusst und genau das geschieht nun. Durch das Histamin wird die Durchlässigkeit von Flüssigkeit teilweise erhöht, sodass es zu den typischen Quaddeln kommt. Ebenso löst das Histamin den Juckreiz der Quaddeln aus, da sich an den quaddeligen Stellen besonders viel Histamin befindet. So entsteht die typische Nesselsucht bei einer Histaminintoleranz.

Natürlich ist die Nesselsucht, wenngleich das größte, nicht aber das einzige Symptom, welches bei einer Histaminintoleranz zum Tragen kommt. Hierbei ist die Haut nicht betroffen, sondern die Auswirkungen sind verschieden. So zählen Kopfschmerzen beispielsweise ebenfalls zu den typischen Symptomen einer Histaminintoleranz. Selbst Migräne kann hierdurch ausgelöst oder begünstigt werden. Auch macht sich eine Histaminintoleranz nicht selten über den Magen-Darm-Trakt bemerkbar. Die Folge sind Durchfall, Übelkeit und Erbrechen. Außerdem spielen oftmals Blähungen und Bauchschmerzen eine maßgebende Rolle. Eine Histaminintoleranz kann sich ebenfalls auf die Atmungsorgane und die Atmung auswirken. So reichen die Symptome von einer verstopften Nase, bis hin zu Atembeschwerden und Asthma. Müdigkeit, Erschöpfung, ja sogar Schlafstörungen können maßgeblich durch eine Histaminintoleranz verursacht werden. Auch beängstigende Symptome, wie Bluthochdruck, Herzrasen und Schwindel, sowie allgemeine Kreislaufschwierigkeiten werden im Falle einer Histaminintoleranz die Liste der Symptome ergänzen.

Sollten Sie ohne medizinischen Befund diese Symptome an sich bemerken, besonders im Zusammenhang mit den nicht verträglichen Lebensmitteln aus dem nächsten Kapitel, so sollten Sie unbedingt medizinischen Rat einholen und sich auf eine Histaminintoleranz untersuchen lassen. Der Schweregrad, sowie die weitere Entwicklung gehören in ärztliche Obhut und Sie sollten tunlichst vermeiden, durch Selbstexperimente an sich herum zu probieren. Dieser Schuss kann schrecklich nach hinten losgehen, besonders in Bezug auf eventuelle weitere Intoleranzen oder gar Allergien. Rechtlich sind wir dazu verpflichtet, Sie auf die Dringlichkeit eines Arztbesuches hinzuweisen, sollte eine Intoleranz bestehen, beziehungsweise sollten Sie Symptome an sich bemerken. Zudem raten wir Ihnen davon ab, eigenständige Versuche zu unternehmen, die nicht zuvor mit einem Arzt abgesprochen beziehungsweise besprochen wurden. Nehmen Sie diesen Ratgeber mit zu Ihrem Arzt, sollten Sie Rückfragen, Unstimmigkeiten oder Unsicherheiten haben oder sollten diese auftreten.

Im Zweifel zählt immer das Wort des Mediziners, niemals das eines Ratgebers!

Was können Sie gegen eine Histaminintoleranz tun?

Prinzipiell ist hier die Ernährung das A und O. Dazu braucht es eine konsequente und vor allem dauerhafte Ernährungsumstellung. Lebensmittel, welche Sie genießen und welche Sie meiden sollten, finden Sie in dem Kapitel „Lebensmittel". Doch sicherlich wissen Sie, dass es immer mal Situationen gibt, in denen es sich nicht vermeiden lässt, histaminreiche Produkte zu sich zu nehmen. Dies können Familienfeiern, Betriebsfeiern oder auch Aufenthalte im Krankenhaus sein. Sind diese vorhersagbar, so macht es Sinn, dass Sie sich von Ihrem Arzt Medikamente verschreiben lassen, welche das Essen kurzzeitig trotz hohem Histamingehalt für Sie genießbar machen. Doch Achtung! Diese Medikamente sind nicht für den täglichen Gebrauch gedacht, sondern für einmalige Medikationen. Zu den Medikamenten, welche in Frage kommen könnten, zählen:

- Mediatorhemmer
- Mastzellenstabilisatoren und
- Abbauförderer

Diese Medikamente sind aus dem Grund nur dann zu empfehlen, wenn die histaminarme Ernährung nicht eingehalten werden kann, da sie die Reaktionen des Körpers unterdrücken.
Wichtig für Sie ist darüber hinaus noch, dass eine Histaminintoleranz oftmals mit anderen Krankheiten auftritt. Gleiches zählt für die Ursache. Dies ist natürlich nicht nur bei der Wahl der Medikamente zu beachten, sondern darüber hinaus auch noch für weitere Erkrankungen, die mit der Histaminintoleranz in einem direkten und indirekten Zusammenhang stehen.

Wissenswert: Nicht nur über Lebensmittel kann eine Reaktion des Körpers hervorgerufen werden! Tatsächlich können diese Reaktionen auch durch das Einatmen von Histamin herrühren. Fast unglaublich erscheint der Fakt, da man zunächst davon ausgehen muss, dass ausschließlich Lebensmittel hierfür verantwortlich gemacht werden können, beziehungsweise müssen. Allerdings fanden Forscher heraus, dass Histamin tatsächlich über die Atemwege aufgenommen werden kann und hier schwere Reizungen und Reaktionen der Atemwege hervorruft. Wie kann das sein? Der Kot der Bettwanzen ist die ideale Brutstätte für Histamin. Während Sie sich in die Federn kuscheln, kann tatsächlich auch hier die Intoleranz zuschlagen.

Übrigens sollten Sie aus diesem Grund häufig Ihre Betten frisch beziehen und gegebenenfalls desinfizieren. Die Bettwäsche muss in die Kochwäsche, da die Bettwanzen die Waschmaschinenreinigung sonst überleben.
Ebenfalls sollten Sie bei Medikamenten vorsichtig sein. Denn auch hier verbirgt sich nicht selten Histamin in den Pillen und Säften. Fragen Sie also vor dem Gebrauch von verschreibungspflichtigen und rezeptfreien Medikamenten immer den Apotheker, ob eben jene Arznei auch Histamin beinhaltet.

Weiter gibt es neueste Studien, die eine Verbesserung der Histaminintoleranz aufzeigen, in denen die Probanden Vitamin C eingenommen haben. Allerdings steckt die Forschung hier in den Kinderschuhen und ehe Sie nun zu Vitamin C-Präparaten greifen, sollten Sie besser zuvor Ihren Arzt kontaktieren.
Wie Sie bereits selbst spüren konnten: Das Thema Histaminintoleranz ist breit gefächert. Derzeit ist die wichtigste Hilfestellung im Kampf für mehr Lebensqualität und Wohlbefinden die Umstellung der Ernährung mittels histaminarmer Kost.

Prognose und Verlauf – Wie sehen die Aussichten aus?

Leider können wir Ihnen an der Stelle nicht die besten Nachrichten überbringen. Eine Histaminintoleranz bleibt wahrscheinlich ein Leben lang bestehen. Neben der Möglichkeit, zeitweise Medikamente einzunehmen, bleibt Ihnen nur die explizite Ernährungsumstellung, um Lebensqualität zurück zu gewinnen. Schwieriger wird es, wenn zudem noch weitere Lebensmittunverträglichkeiten auftreten, wie beispielsweise Fruktoseintoleranz, Laktoseintoleranz oder gar Allergien gegen bestimmte Lebensmittel. Sollte dies der Fall sein, dann raten wir Ihnen dringend, einen Facharzt zu Rate zu ziehen, der Sie im Besonderen bei der Problematik mit dem Fachwissen unterstützen kann.
Grundsätzlich zählt aber: Je besser Sie sich über die ausgewählten Lebensmittel einstellen, desto besser und unauffälliger verhält sich die Histaminintoleranz bezüglich der Symptome.

Lebensmittel

Eine der wohl wichtigsten Fragen ist jene, welche Lebensmittel Sie mit einer Histaminintoleranz zu sich nehmen dürfen und welche Lebensmittel Sie besser umgehen sollten. Im Internet finden sich viele verschiedene Texte und Tabellen zu dem Thema und nicht immer ist es einfach, sich sicher durch die Thematik hindurch zu manövrieren. Wir haben diesem Thema ein extra Kapitel hierzu gewidmet, denn Sie können nur davon profitieren, die erlaubten und nicht erlaubten Lebensmittel zu kennen. Nun ist Ihnen sicher bereits aufgefallen, dass sich hier ein Kapitel mit dem Thema „unsichere Lebensmittel" eingeschlichen hat. Dieses Thema ist nicht zufällig hier gelandet. Sie müssen wissen, es gibt Lebensmittel, die der eine mit einer Histaminintoleranz verträgt, während ein anderer auf die unsicheren Lebensmittel mit einer Abwehrreaktion des Körpers reagiert. Dieses, nennen wir es mal Graugebiet der Lebensmittel, muss von Ihnen einfach ausprobiert werden. Probieren Sie daher zunächst nur kleine Portionen der unsicheren Lebensmittel und beobachten Sie Ihren Körper im Anschluss genau. Dies sollte nur ein kleiner Hinweis für Sie sein. Nun möchten wir gemeinsam mit Ihnen die Welt der Lebensmittel erkunden. An dieser Stelle wünschen wir Ihnen viele aufschlussreiche Erkenntnisse.

Eine Übersicht

Grundsätzlich gilt: Je frischer, desto besser. Mit einer Histaminintoleranz sollten Sie immer zu unverarbeiteten Lebensmitteln greifen. Das zählt insbesondere für Lebensmittel, die reich an Proteinen oder schnell verderblich sind. Wichtig für Sie ist auch eine vitaminschonende Zubereitung, sowie das schnelle Weiterverarbeiten der Nahrung. Sollten Sie also Reste übrighaben, dann lassen Sie sie rasch auskühlen und geben Sie sie umgehend ins Eisfach! Nun möchten wir Ihnen die Lebensmittel vorstellen, die Sie bedenkenlos zu sich nehmen dürfen. Aber auch jene Lebensmittel, bei denen die unsicher, beziehungsweise jene, die es zu vermeiden gilt, sollen hier vorgestellt werden. Grundsätzlich gelangen Sie jedoch nur durch Ausprobieren – besonders die unsicheren Lebensmittel– zu einem individuellen Ergebnis. Im Zweifelsfall sollten Sie sich aber immer auf die gut verträglichen Lebensmittel zurückgreifen.

Fleisch und Eier		
Verträglich	**Unsicher**	**Unverträglich**
- Eier (Bei Unverträglichkeit Wachteleier statt Hühnereier ausprobieren. Für ein Hühnerei etwa vier Wachteleier nutzen.) - frisches und naturbelassenes Fleisch - Kochschinken - TK-Fleisch (schnell aufgetaut und zubereitet)	- Frisches Fleisch aus offenem Verkauf - gekochte Wurst und Frischwurst - verpacktes Hackfleisch - Wildfleisch	- Bündnerfleisch - Fleisch, welches am Knochen gereift oder lange abgehangen wurde - Fleischkonserven - haltbargemachtes Fleisch (gepökelt, mariniert, geräuchert, etc.) - Innereien - Rohschinken - Sämtliche Wurstwaren, wie Salami, Bratwurst, Cervelat, etc. - Speck - Trockenfleisch - Zerkleinerte oder pürierte Fleischwaren (Fleischkäse, Leberwurst, etc.)
Meeresfrüchte und Fisch		
Verträglich	**Unsicher**	**Nicht verträglich**
- Fangfrischer Fisch direkt vom Fischer oder Zuchtstation - TK-Fisch (direkt aufgetaut und zubereitet)	- Fisch von der Frischetheke, Marktstand oder Restaurant - Meeresfrüchte	- Fisch in Essig eingelegt - Fischkonserven - marinierter, gesalzener, getrockneter oder geräucherter Fisch - Muscheln, Krebse, Garnelen, Hummer, Schrimps und andere Krustentiere - Thunfisch, Makrele, Hering, Sardinen, Sardellen und Mahi Mahi

Milch und Milchprodukte		
Verträglich	**Unsicher**	**Nicht verträglich**
- Butter, Sahne, Rahm und Molke - frische Käse- und Milchprodukte, wie Mozzarella, Mascarpone, Quark, junger Gouda und Butterkäse - frische Milch direkt von der Kuh - H-Milch oder pasteurisierte Milch	- Feta-Käse - Joghurt und Kefir - Rohmilch - Sauermilch. wie Buttermilch, saure Sahne, etc.	- gereifte Käsesorten, wie Hartkäse, Halbhartkäse, Weichkäse, Schmelzkäse, Schimmelkäse, alter Gouda und Fonduekäse
Stärkeprodukte, Getreide und Backwaren		
Verträglich	**Unsicher**	**Nicht verträglich**
- Kartoffeln, Reis und Mais - Körner, Schrot, Grieß, Mehl (Bei Unverträglichkeit Dinkelmehl, Reismehl oder Maismehl ausprobieren) und Backwaren dieser Art	- Dosenmais - Malz - ungeschälter Buchweizen - Weizenkeime	- Hefe- und Sauerteige - sehr frische, noch warme Backwaren
Gemüse und Pilze		
Verträglich	**Unsicher**	**Nicht verträglich**
- Alle Sorten, außer jene, welche in der Sparte nicht verträglich zu finden sind	- Erbsen - grüne Buschbohnen - Oliven, welche nicht der Milchsäuregärung unterzogen wurden - Pilze	- Hülsenfrüchte - In Essig eingelegte Lebensmittel - Sauerkraut - Sojaprodukte - Spinat - Steinpilze, Morcheln und Champignons - Tomaten und dessen Produkte (Ketchup, etc.)
Früchte, Samen und Nüsse		
Verträglich	**Unsicher**	**Nicht verträglich**

- Alle Sorten, außer jene, welche in der Sparte nicht verträglich zu finden sind - Chiasamen - Kokosnuss - Kürbiskerne - Macadamia - Paranuss - Pistazie	- Haselnüsse - Mandeln - Obst mit faulen Stellen - Pinienkerne - Sesam - Sonnenblumenkerne - überreifes Obst	- Bananen - Birnen - Cashews - Erdbeeren - Erdnüsse - Guave - Himbeeren - Kiwi - Papaya - Walnüsse - Zitrusfrüchte
Fette und Öle		
Verträglich	**Unsicher**	**Nicht verträglich**
- Fischöl - Pflanzenöle - pflanzliche Fette - tierische Fette	- Walnussöl	
Gewürze und Würzmittel		
Verträglich	**Unsicher**	**Nicht verträglich**
- Alkoholessig, Branntweinessig, Apfelessig und Essigessenz - Kartoffelstärke - Knoblauch - Kochsalz - Küchenkräuter, frisch und getrocknet - Maisstärke - milde Gewürze		- Balsamico - Boullion und Brühe - Geschmacksverstärker, wie Glutamat, Natriumglutamat - Hefeextrakte - scharfe Gewürze - Sojasoße - Weinessig
Süßigkeiten und Süßungsmittel		
Verträglich	**Unsicher**	**Nicht verträglich**
- Agavendicksaft - Honig - Marmelade aus den verträglichen Früchten - Stevia - Zucker (Bei Unverträglichkeit Kokosblütenzucker,	- weiße Schokolade	- braune und dunkle Schokolade - Carob - Kakao - Kakaomasse

Xylit oder Rohrzucker ausprobieren)		
	Getränke	
Verträglich	**Unsicher**	**Nicht verträglich**
- Kräutertee - Limonade, sofern verträgliche Inhaltsstoffe - Mandelmilch - Rooibos natur - Säfte und Fruchtnektar - Wasser	- Espresso - Grüner Tee - Hafermilch - Kaffee - Reismilch - Schwarzer Tee - Spirituosen (klare)	- Alkohol - Brennnesseltee - Energydrinks - Säfte und Limonaden mit unverträglichen Inhaltsstoffen - Sojamilch
	Sonstige Lebensmittel	
Verträglich	**Unsicher**	**Nicht verträglich**
	- Eventuell Zusatzstoffe	

Das Leben mit einer Histaminintoleranz

Nun haben Sie die Diagnose einer Histaminintoleranz bekommen und jetzt bedeutet es für Sie: Ihr Leben muss umgestellt werden. Das ist natürlich kein einfaches Unterfangen. Immerhin leben Sie schon seit Jahren so, wie Sie es eben tun. Wahrscheinlich haben Sie sich zuvor nie Gedanken um Histamin gemacht und schon gar nicht über verträgliche und nicht verträgliche Lebensmittel. Nein, jetzt wird sich einiges ändern müssen - zum Wohle Ihrer Lebensqualität. Damit Ihnen der Übergang leichter fällt, haben wir in diesem Kapitel 12 Tipps zusammengefasst, mit denen Ihnen das neue Leben einfacher gelingen wird. Meist sind es kleine, aber sehr entscheidende Faktoren, die Ihre Lebensqualität sichern und wiederherstellen können.

Tipp 1 - Der Kühlschrank

Damit die von Ihnen gekauften Lebensmittel möglichst lange frisch bleiben, sollten Sie Ihren Kühlschrank auf mindestens 5 °C stellen. Besser wäre es, wenn er noch eine Nuance kühler eingestellt wird. Warum? Durch die Kühlung wird ein Nachreifen oder ein Verkommen der Lebensmittel verlangsamt. Durch das Nachreifen oder Verkommen (beispielsweise erste braune Stellen) steigt der Histamingehalt in einem Lebensmittel und das gilt es zu vermeiden.
Grundsätzlich zählt für die Physik des Kühlschranks: Der Bereich über dem Gemüsefach ist der kühlste Bereich im Kühlschrank. Hier sollten schnell verderbliche Lebensmittel von Ihnen eingelagert werden.

Tipp 2 - Die Kühlkette

Ebenso wichtig ist, dass Sie nur Lebensmittel einer intakten Kühlkette verzehren. Die Gründe sind dieselben, wie sie beim Kühlschrank beschrieben wurden. Nun fällt es beim Einkaufen schwer zu überprüfen, ob die Kühlkette eingehalten wurde, da die meisten Lebensmittel zusätzlich verpackt sind. Trotzdem haben Sie die Möglichkeit zuhause zu überprüfen, ob die Kühlkette intakt war. Hat sich in der Verpackung eine gefrorene Wasserschicht gebildet, so können Sie davon ausgehen, dass die Kühlkette kurzzeitig unterbrochen wurde. Sie sollten dann besser das Produkt nicht mehr zu sich nehmen.

Tipp 3 – Mindesthaltbarkeitsdatum und Gefriergut

Auch, wenn „normale" Menschen durchaus Lebensmittel aus dem Gefrierschrank zu sich nehmen können, bei denen das Mindesthaltbarkeitsdatum verstrichen ist, so sollten Sie unbedingt davon absehen. Das Einfrieren von Lebensmitteln besagt in Bezug auf das Histamin nämlich nur, dass der Prozess der Vermehrung des Histamins verlangsamt wurde, nicht aber zum Erliegen gekommen ist!

Tipp 4 – Hot and Cold

Bewiesen ist, dass sich Histamin besonders bei warmen und lauwarmen Temperaturen schnell anreichert und vermehrt. Sie sollten aus diesem Grund unbedingt darauf achten, Lebensmittel schnell zu erhitzen und ebenso schnell wieder abzukühlen, um die Vermehrung von Histamin gar nicht erst aufkommen zu lassen. Allerdings dürfen Sie noch heiße Lebensmittel nicht in den Kühlschrank geben – auch, wenn dieser die Lebensmittel schnell herabkühlt. Zunächst strahlt das Lebensmittel noch Hitze aus, die auf die umliegenden Lebensmittel im Kühlschrank einwirkt und bei ihnen eine Vermehrung von Histamin bewirkt. Besser ist es, das Lebensmittel zunächst in Eiswasser schnell abzukühlen und es dann in den Kühlschrank zu geben.

Tipp 5 – Schnell statt langsam

Besonders bei Histaminintoleranzen ist es wichtig, die Lebensmittel nicht nur schnell zu erhitzen, sondern auch schnell zu verarbeiten. Das bedeutet, dass lange Auftauzeiten vermieden werden müssen. Dasselbe zählt für die Zubereitung. Der Schnellkochtopf sollte zu Ihrem besten Freund in der Küche werden und der Slowcooker zu Ihrem Feind.

Tipp 6 – Niedrige Temperaturen meiden

Dieser Tipp ergibt sich aus den vorangegangenen Tipps. Beim Kochen zählt ab sofort das „Alles oder Nichts"-Prinzip. Ja, es gehen Vitamine im Gemüse kaputt und ja, einiges wird matschig werden. Aber es hilft nichts! Wollen Sie vermeiden, dass am Ende ein zu hoher Histamingehalt im Lebensmittel vorkommt müssen Sie schnell auf hohe Temperaturen kommen! Doch keine Sorge wegen den Vitaminen. Wenn Sie ausreichend frisches Obst und Gemüse zu sich nehmen, dann können Sie Ihren Bedarf so decken.

Tipp 7 – Fleisch und Fisch abwaschen

Oben, direkt auf der Oberfläche von Fleisch und Fisch sammeln sich besonders viele Bakterien an, die Histamin produzieren. Bei der

Zubereitung von Fleisch und Fisch sollten Sie also unbedingt das Kochgut zuvor unter fließendem Wasser gründlichst abwaschen und anschließend mit einem Küchenpapier trocknen, ehe Sie es schnellstmöglich weiterverarbeiten.

Tipp 8 - Auftauen

Hurtig, hurtig - das ist das Motto bei einer Histaminintoleranz. So ist es auch wenig verwunderlich, dass lange Auftauphasen vermieden werden müssen. Welche Alternativen haben Sie? Ganz einfach! Geben Sie das gefrorene Lebensmittel umgehend in den Schnellkochtopf und bereiten Sie es so zu! Wenn Sie übrigens mal ein wenig Abwechslung zum Schnellkochtopf möchten: Ein vorgeheizter Backofen funktioniert ebenso gut!
Aber manchmal gibt es auch Lebensmittel, die müssen vor der eigentlichen Zubereitung weiterverarbeitet werden. In diesem Fall belassen Sie das Lebensmittel einfach in der Plastikverpackung und geben es kurz zum Auftauen in heißes Wasser. Kleiner Nachteil: Sie können nicht sicher sein, was sich alles aus dem Plastik löst und ins Lebensmittel gelangt. Zum Glück kann die Mikrowelle aushelfen. Denn die Schnellauftaufunktion kann hier ebenso behilflich sein.

Tipp 9 - Fermente

Fermente, wie Sauerkraut, sind bekanntlich gesund. Allerdings kann niemand genau sagen, wie viel Histamin während des Fermentierens gebildet wurde. Es ist also ein kleines Glücksspiel, ob die Histaminmenge noch akzeptabel für Sie ist oder nicht. Hier müssen Sie es einfach darauf ankommen lassen! Probieren Sie sich in kleinen Schritten voran und beobachten Sie sich selbst anschließend gut. Wenn keine Symptome auftauchen, dann können Sie das fermentierte Gemüse genießen. Sie sollten sich bei jeder neuen fermentierten Mahlzeit auf diese Weise annähern!

Tipp 10 - Kühltheke

Kühltheken locken mit der Frische eines Produkts. Doch logischerweise verbirgt sich hier ein System: Produkte mit kurzem Verfallsdatum stehen ganz vorne, während jene mit längerer Haltbarkeit weiter hinten zu finden sind. Nur gut, dass Sie nun über dieses Wissen verfügen, denn so können Sie an der Kühltheke zugreifen - allerdings immer die Produkte wählen, die am längsten haltbar sind!

Tipp 11 - Schutzatmosphäre

Das hört sich gut an: Schutzatmosphäre. Das ist sicherlich histaminarm. Falsch gedacht! Die Schutzatmosphäre ist hier ein Problem. Hier bildet sich besonders viel Histamin und das wird Ihnen nicht bekommen. Gleiches zählt für stark zerkleinertes Fleisch. Selbes zählt für Gulasch oder Geschnetzeltes. Selbermachen - das ist Ihre neue Devise. Kaufen Sie lieber ein Stück Fleisch und bearbeiten Sie es zügig selbst, als dass es später zu Problemen bezüglich der Histaminwerte kommt.

Tipp 12 - Fisch

Wenn Sie an der See wohnen und ein Fischfan sind, dann haben Sie großes Glück. Sie können den Fisch ab Kutter kaufen! Frischer geht's kaum noch. Wenn Sie aber leider nicht zu den Glückspilzen gehören, dann achten Sie beim Kauf des Fisches darauf, dass er umgehend nach dem Fang eingefroren wurde. Zudem müssen Sie den Fisch gefroren transportieren. Er darf nicht auftauen unterwegs!

Wussten Sie übrigens, dass die bekannte Fischvergiftung oftmals eine Histaminvergiftung ist, durch zu belasteten Fisch?

Nur Mut

Auch, wenn es Ihnen gerade äußerst schwierig erscheint, Sie werden eine Routine entwickeln. Eines Tages werden Sie Ihren Einkauf erledigen und gar nicht mehr über all die Tipps und Tricks nachdenken. Es wird Ihnen dann in Fleisch und Blut übergegangen sein.

Wahrscheinlich haben Sie bereits eine unglaubliche Odyssee mit vielen Rück- und Tiefschlägen hinter sich bringen müssen. Kein Wunder! Bis eine Histaminintoleranz diagnostiziert wird, vergehen mitunter Jahre. Sehr hoffen wir an dieser Stelle, dass Ihnen dieser lange Leidensweg erspart geblieben ist. Zudem wünschen wir Ihnen natürlich viele neue Erkenntnisse und Ansichten, die Ihre Lebensqualität verbessern werden. In diesem Sinne viel Mut beim Ausprobieren!

Hinweis zu den Rezepten

Haben Sie bereits durch das Buch geblättert? Ihnen ist dann sicherlich aufgefallen, dass in diesem Buch auf die typischen Serviervorschläge verzichtet wurde. Die Frage, die sich Ihnen nun stellt, ist sicherlich, warum das so ist. Gerne möchten wir Ihnen hier eine Antwort geben. Bilder mit entsprechender Aussagekraft und Qualität sind nicht nur teuer in der Erstellung, sondern auch im Druck. Niemand möchte auf den Kosten sitzen bleiben und Sie könnten von dem Kochbuch nicht profitieren, wenn wir den Preis verlangen müssten, den er dank der Bilder plötzlich beinhalten würde. Sie als Leser würden unfairerweise diese erhöhten Produktionskosten tragen und das ist nicht fair.

Prinzipiell sind die Rezepte hier aber so einfach Schritt für Schritt erklärt, dass wirklich nichts schiefgehen kann. Und wenn wir mal ehrlich sind, sehen bei Ihnen die fertig gekochten Gerichte so aus, wie auf den Hochglanzbildern mancher Kochbücher? Nein? Das liegt nicht selten daran, dass diese schon während das Bild geschossen wird, mit verschiedenen Mitteln künstlich aufgepusht wurden. Zu Recht sind Sie also nicht dazu bereit, zwischen 20 und 50 Euro zu bezahlen. Durch den Verzicht auf ein bebildertes Kochbuch müssen Sie also keine Fake-Serviervorschläge bezahlen und können trotzdem mit den Rezepten zu einem deutlich günstigeren Kurs voll auf Ihre Kosten kommen.

Zudem hat Kochen auch immer etwas mit Kreativität zu tun. Sie werden zu Beginn die Rezepte zwar so nachkochen, wie Sie sie hier vorfinden, doch schnell werden Sie Ihre eigenen Variationen einbringen – Sie werden also kreativ und lassen sich kulinarisch richtig aus. Spätestens dann sind die Serviervorschläge nicht mehr up-to-date. Und wenn wir schon einmal bei der eigenen kulinarischen Kreativität sind, am Ende des Buches finden Sie mehrere Rezeptvorlagen, an denen Sie Ihrer Kreativität nach Lust und Laune auslassen und Ihre eigenen Kreationen eintragen können. Dazu erfahren Sie aber später unter dem Kapitel „BONUS: Rezeptvorlagen zum Ausfüllen“ mehr.

Die Rezepte in diesem Kochbuch sind alle unterschiedlicher Natur und vereinen doch ein Thema: Die histaminarme Küche. Sie finden Rezepte zu allen Lebenslagen, ob es schnell gehen muss oder aufwendig sein darf: Hier kommt jeder Koch auf seine Kosten.

Inspiration und Tatendrang wird hier vereint, sodass Sie sich frei auslassen können. Natürlich wünschen wir Ihnen schon an dieser Stelle ein gutes Gelingen und natürlich einen guten Appetit!

Nährwertangaben und Abkürzungen

Bei jedem Rezept werden Sie natürlich auch die Nährwertangaben vorfinden. Die Angaben beziehen sich jeweils auf eine Portion. Allerdings können diese variieren. Dies hat gleich mehrere Gründe. Zum einen richten sich die Nährwertangaben verschiedener Produkte nur an Durchschnittswerten. So kann der Fruchtzuckergehalt beispielsweise von Apfel zu Apfel variieren. Die Produkte können also natürlichen Schwankungen unterliegen. Zum anderen gibt es erhebliche Schwankungen zwischen Bio- beziehungsweise TK-Obst und Gemüse und dem konventionellen Anbau. Auch hier können Schwankungen bezüglich der Nährwerte auftreten. In der Regel sind die Schwankungen allerdings nicht gravierend, sodass Sie am Ende ganz andere Zahlen erhalten. Ein weiterer Punkt, weshalb Nährwertangaben variieren können, sind Ihre eigenen Kreationen. Wir probieren uns alle gerne aus und der eine nimmt lieber Schmand anstatt Sahne. Das ist auch das gute Recht eines jeden Kochs. Allerdings können auf diese Weise ebenfalls die Nährwerte verändert werden. Bedenken Sie also: Die Nährwerte der Rezepte sind Durchschnittswerte und richten sich explizit auf das Rezept, so wie Sie es in dem Kochbuch vorfinden.

In jedem Rezept werden Sie zusätzlich noch Angaben zur Portion vorfinden, ebenso zur Zubereitungszeit und der Schwierigkeit. Hieran können Sie sich orientieren, wenn Sie eines der Rezepte für Ihre Liebsten mitkochen möchten.
Unten finden Sie übrigens noch eine Erklärung der in den Rezepten verwendeten Kürzel und Abkürzungen.

Kurze Erklärung zu den entsprechenden Abkürzungen:

EL	Esslöffel
g	Gramm
kcal	Kilokalorie
kg	Kilogramm
l	Liter
ml	Milliliter
Msp.	Messerspitze
Pkg.	Packung
Stk.	Stück
TL	Teelöffel

Frühstück

Um fröhlich und voller Energie in den Tag zu starten, darf ein leckeres und ausgewogenes Frühstück nicht fehlen. Es füllt die Energiespeicher wieder auf und lässt uns noch einmal durchatmen, bevor der Alltag und die damit verbundenen Verpflichtungen beginnen. Bei vielen Menschen mit Histaminintoleranz beginnt jedoch bereits in den frühen Morgenstunden der Kampf mit der Unverträglichkeit. Was kann ich essen? Wovon sollte ich besser die Finger lassen? Wie kann ich die mir vorliegenden Rezepte abändern, damit ich mir keine Gedanken um mögliche Reaktionen meines Körpers machen muss? Damit all diese Fragen Ihren ruhigen und entspannten Morgen nicht stören, haben wir für Sie 15 Frühstücksrezepte zusammengestellt, mit denen Sie die erste Mahlzeit des Tages ganz entspannt genießen können. Also lehnen Sie sich zurück, genießen Sie die morgendliche Ruhe und wählen Sie ihr Lieblingsrezept für den perfekten Start in den Tag. Ob süß oder herzhaft – lassen Sie es sich schmecken.

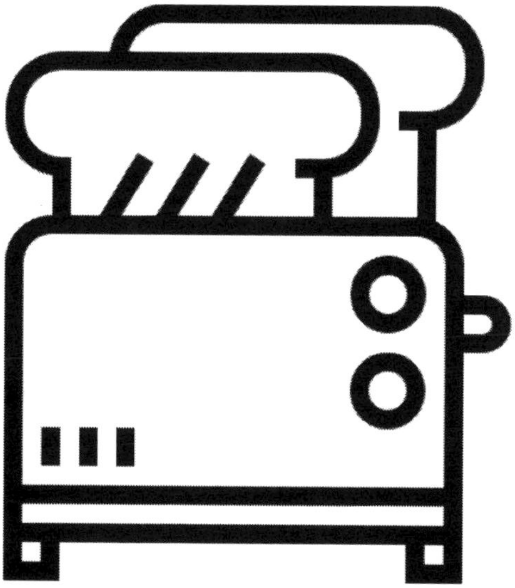

1. Quark-Pancakes

Kalorien: 429 kcal | Fett: 15,7 g | Kohlenhydrate: 51 g | Eiweiß: 20,7 g

---

Zubereitungszeit: 15 min
Portionen: 4
Schwierigkeit: mittel

Zutaten:

- 200 g Mehl
- 1 Msp. Weinsteinbackpulver
- ¼ l Milch (1,5 % Fett)
- 250 g Magerquark
- 3 Eier
- 1 Prise Salz
- 1 TL Zimt
- 2 EL Kokosblütenzucker
- 4 EL Kokosöl

Zubereitung:

1. In einer Schüssel das Mehl mit dem Backpulver, der Milch und dem Quark verrühren, bis ein glatter Teig entsteht. Anschließend das Salz sowie die Eier nach und nach dazugeben und alles gut vermischen.
2. In einer großen beschichteten Pfanne 1 EL Öl erhitzen. Nun vier Pfannkuchen zubereiten. Dafür jeweils 2 EL Teig hineingeben und die Pancakes für 2 Minuten von beiden Seiten goldbraun braten. So lange fortfahren, bis der Teig aufgebraucht ist.
3. Zimt und Zucker miteinander vermischen, auf den Pancakes verteilen und servieren.

Tipp: Neben Zimt und Zucker schmeckt auch selbstgemachtes Apfelmus. Dafür die Äpfel schälen, das Kerngehäuse entfernen, klein schneiden und mit etwas Wasser in einem Topf kochen. Nach Belieben etwas Zucker und Zimt hinzugeben.

2. Kirsch-Granola

Kalorien: 529 kcal | Fett: 14,1 g | Kohlenhydrate: 76 g | Eiweiß: 10,6 g

Zubereitungszeit: **10 min, 80 min Backzeit**
Portionen: **3**
Schwierigkeit: **leicht**

Zutaten:

- 170 g feine Haferflocken
- 50 g Kokosraspeln
- 30 g Kokosmehl
- 100 ml Ahornsirup
- ¼ TL Salz
- 4 EL Wasser
- 1 EL Kokosöl
- 100 g getrocknete Kirschen, entsteint
- Vanillearoma, nach Bedarf

Zubereitung:

1. Ein Backblech mit Backpapier auslegen und den Ofen auf 140 Grad vorheizen.
2. Die Haferflocken mit den Kokosraspeln, dem Kokosmehl und Salz gut vermischen. In einer anderen Schüssel den Sirup mit Wasser, dem flüssigen Öl sowie dem Vanillearoma gut verrühren, anschließend zu den trockenen Zutaten geben und miteinander vermischen.
3. Nun die Masse gleichmäßig auf dem Backblech verteilen und für 45 Minuten in den Ofen geben. Danach das Granola noch einmal durchrühren und erneut für etwa 35 Minuten in den Ofen geben, bis alles knusprig ist. Anschließend aus dem Ofen nehmen und zum Abschluss die Kirschen unterrühren.

Tipp: In einem gut verschlossenen Behälter hält sich das Granola etwa eine Woche, sodass es sich hervorragend für ein schnelles Frühstück eignet.

3. Käse-Omelett mit Kräutern

Kalorien: 445 kcal | Fett: 33,8 g | Kohlenhydrate: 2,3 g | Eiweiß: 24,3 g

Zubereitungszeit: 10 min
Portionen: 1
Schwierigkeit: mittel

Zutaten:

- 40 g junger Gouda, am Stück
- 5 Salbeiblätter
- ½ Bund Petersilie
- 1 Handvoll Schnittlauch
- 2 Eier
- 1 EL Butter
- Salz und Pfeffer

Zubereitung:

1. Den Gouda reiben und die Kräuter fein hacken.
2. Anschließend die Eier in eine Schüssel schlagen, Käse sowie die Kräuter hinzugeben und alles gut miteinander mischen. Nach Belieben Salz und Pfeffer hinzugeben und noch einmal gut durchmischen.
3. Die Butter in der Pfanne erhitzen, bis sie schäumt. Dann die Eier-Käsemasse hinzugeben und bei starker Hitze für etwa 3 Minuten braten.
4. Zum Servieren das Omelett auf einen Teller geben und umklappen, damit die gebratene Seite nach außen zeigt. Nach Belieben mit frischen Kräutern garnieren.

Tipp: Anstatt des Goudas eignen sich auch andere Käsesorten wie Butterkäse oder Mozzarella hervorragend. Mediterrane Kräuter geben dem Gericht außerdem eine südländische Note.

4. Power-Müsli mit Beeren

Kalorien: 409 kcal | Fett: 8,2 g | Kohlenhydrate: 65,5 g | Eiweiß: 18,8 g

Zubereitungszeit: 5 min
Portionen: 1
Schwierigkeit: leicht

Zutaten:

- 30 g Haferflocken
- 30 g Dinkelflakes
- 75 g Heidelbeeren
- 75 g Brombeeren
- 250 ml Milch (1,5 % Fett)

Zubereitung:

1. Die Haferflocken mit den Dinkelflakes vermischen. Die frischen Beeren verlesen und waschen, zu der Haferflockenmischung hinzugeben. Die Milch darüber gießen und schnell servieren.

Tipp: Haben Beeren gerade keine Saison, darf gerne zu anderem Obst nach Wahl gegriffen werden. Ebenso kann zu TK-Ware gegriffen werden. Diese dann am besten über Nacht auftauen lassen.

5. Overnight Oats mit Heidelbeeren

Kalorien: 266 kcal | Fett: 4,8 g | Kohlenhydrate: 35,4 g | Eiweiß: 17,2 g

Zubereitungszeit: **5 min, Ruhezeit ca. 8 Stunden**
Portionen: **1**
Schwierigkeit: **leicht**

Zutaten:

- 40 g Haferflocken
- 100 ml Milch (1,5 % Fett)
- 50 g Magerquark
- 80 g Heidelbeeren

Zubereitung:

1. Die Haferflocken in eine verschließbare Schüssel oder ein verschließbares Glas füllen. Milch und Quark hinzugeben und alles gut miteinander verrühren. Anschließend die Heidelbeeren hinzugeben.
2. Das Gefäß gut verschließen und über Nacht in den Kühlschrank stellen, damit es durchziehen kann. Am nächsten Morgen servieren.

Tipp: Wer es süßer mag gibt ein wenig Honig, Ahornsirup oder Agavendicksaft hinzu.

6. Frühstücks-Sandwich

Kalorien: 346 kcal | Fett: 18,9 g | Kohlenhydrate: 24,6 g | Eiweiß: 19,1 g

Zubereitungszeit: 15 min
Portionen: 1
Schwierigkeit: leicht

Zutaten:

- 1 Ei
- 1 TL Butter, Zimmertemperatur
- 1 TL Schnittlauch
- 40 g Salatgurke
- 2 Scheiben Vollkornbrot
- 40 g Kochschinken

Zubereitung:

1. Das Ei hart kochen und den Schnittlauch in kleine Röllchen schneiden. Die zimmerwarme Butter mit dem Schnittlauch mischen. Nun die Salatgurke waschen, schälen und in hauchdünne Scheiben schneiden. Das Ei pellen und ebenfalls in dünne Scheiben schneiden.
2. Anschließend die beiden Brotscheiben mit dem Buttergemisch bestreichen. Auf einer Brotscheibe das Ei verteilen, darauf den Schinken sowie die Gurkenscheiben legen. Zu guter Letzt mit der zweiten Brotscheibe belegen.

Tipp: Für eine bessere Handhabung kann das Brot diagonal durchgeschnitten werden. Die Mischung aus Vollkornbrot, Ei und Kochschinken hält lange satt.

7. Hirsebrei mit Beeren

Kalorien: 289 kcal | Fett: 6,8 g | Kohlenhydrate: 52,6 g | Eiweiß: 7,4 g

Zubereitungszeit: 15 min
Portionen: 1
Schwierigkeit: leicht

Zutaten:

- 50 g Hirse
- 50 g Brombeeren
- 50 g Magerquark
- 20 g Heidelbeeren
- Etwas Zimt
- 1 EL Agavendicksaft

Zubereitung:

1. 150 ml Wasser aufkochen lassen und die Hirse einrühren. Für etwa 5 Minuten unter Rühren köcheln lassen. Die Brombeeren hinzugeben. Etwas Hitze wegnehmen und bei schwacher Hitze weiterrühren, bis sich der Brei verfärbt.
2. Den Hirsebrei anschließend in ein Schälchen füllen, mit dem Quark und den Heidelbeeren anrichten. Etwas Zimt und den Agavendicksaft darüber geben.

Tipp: Zum Garnieren eignen sich nach Belieben auch andere Früchte. Der Agavendicksaft kann auch weggelassen oder durch eine Alternative wie Honig oder Ahornsirup ersetzt werden.

8. Herzhafte Pancakes mit Käsecreme

Kalorien: 400 kcal | Fett: 14 g | Kohlenhydrate: 45,1 g | Eiweiß: 21,2 g

Zubereitungszeit: **30 min**
Portionen: **2**
Schwierigkeit: **mittel**

Zutaten:

- 50 g Radieschen
- ½ Salatgurke
- 150 g körniger Frischkäse (0,8 % Fett)
- Salz und Pfeffer
- 1 Ei
- 1 TL Zucker
- 2 EL Kokosöl
- 125 ml Milch (1,5 % Fett)
- 90 g Weizenmehl
- ½ TL Weinsteinbackpulver
- ½ Bund Schnittlauch

Zubereitung:

1. Für die Creme Radieschen sowie Salatgurke waschen, trockenreiben und raspeln. Beides in einer Schüssel mit dem Hüttenkäse vermengen und mit Salz und Pfeffer abschmecken.
2. Für die Pancakes mit einem Handrührgerät das Ei, Zucker sowie eine Prise Salz schaumig rühren. 1 EL Öl sowie die Milch vorsichtig unterrühren. Zum Schluss Mehl und Backpulver mischen und ebenfalls unterrühren.
3. Ein wenig Öl in eine beschichtete Pfanne geben und erhitzen. Nun nacheinander die Pancakes bei mittlerer Hitze von beiden Seiten goldbraun ausbacken.
4. Anschließend auf zwei Teller verteilen, mit der Frischkäsecreme bestreichen. Zum Garnieren den Schnittlauch in feine Röllchen schneiden und darauf verteilen.

Tipp: Geraspelte Möhren oder Fenchel eignen sich ebenfalls gut als Komponente in der Frischkäsecreme. Hier lohnt es sich, kreativ zu werden.

9. Vollkornbrot mit Frischkäse und Granatapfel

Kalorien: 113 kcal | Fett: 3,5 g | Kohlenhydrate: 13,1 g | Eiweiß: 9 g

Zubereitungszeit: **5 min**
Portionen: **1**
Schwierigkeit: **leicht**

Zutaten:

- 1 EL Granatapfelkerne
- 50 g Körniger Frischkäse
- 4 Scheiben Gurken
- 1 Scheibe Vollkornbrot
- Etwas Salz und Pfeffer

Zubereitung:

1. 1 EL Granatapfelkerne aus der Frucht lösen sowie vier dünne Scheiben von einer Gurke abschneiden.
2. Eine Scheibe Vollkornbrot mit dem körnigen Frischkäse bestreichen. Nach Belieben salzen und pfeffern. Anschließend die Gurkenscheiben auf das Brot legen und die Granatapfelkerne darauf verteilen.

Tipp: Wer morgens etwas mehr Kohlenhydrate benötigt, der kann das Brot als Sandwich essen. Dafür einfach eine weitere Scheibe auf das belegte Brot legen und genießen.

10. Apfel-Zimt-Porridge

Kalorien: 270 kcal | Fett: 3,4 g | Kohlenhydrate: 44,2 g | Eiweiß: 6,8 g

Zubereitungszeit: 10 min
Portionen: 2
Schwierigkeit: leicht

Zutaten:

- 1 Apfel nach Wahl
- 100 g Haferflocken
- Zimt
- 2 EL Ahornsirup

Zubereitung:

1. Die Äpfel waschen, das Kerngehäuse entfernen und kleine Würfel schneiden. In der Zwischenzeit die Haferflocken in einen Topf geben und mit Wasser aufschütten, bis die Flocken komplett bedeckt sind. Für etwa 3-4 Minuten köcheln lassen, dann zur Seite stellen.
2. Die Äpfel in einem beschichteten Topf erhitzen, für etwa 2 Minuten anbraten. Etwas Wasser und Zimt hinzugeben und für etwa 5 Minuten einköcheln lassen.
3. Den Haferbrei auf zwei Schüsseln verteilen, darauf jeweils die Hälfte der Apfel-Zimt-Mischung geben. Jeweils mit 1 EL Ahornsirup beträufeln und nach Belieben noch etwas Zimt darauf streuen.

Tipp: Wem das Porridge mit Wasser zu geschmacksneutral ist, kann es mit Milch zubereiten. Für die Extrasüße 1 EL Zucker oder eine Zuckeralternative in das Porridge einrühren.

11. Schinken-Käsebrot mit Spiegelei

Kalorien: 529 kcal | Fett: 44,2 g | Kohlenhydrate: 19,3 g | Eiweiß: 26 g

Zubereitungszeit: 10 min
Portionen: 1
Schwierigkeit: leicht

Zutaten:

- 1 Ei
- 1 Scheibe junger Gouda
- 1 Scheibe Kochschinken
- 1 Scheibe Vollkornbrot
- 1 TL Butter
- 1 EL Kokosöl
- Salz und Pfeffer
- Etwas Kresse

Zubereitung:

1. In einer beschichteten Pfanne das Kokosöl erhitzen. Das Ei hinzugeben und zu einem Spiegelei braten.
2. In der Zwischenzeit die Brotscheibe mit der Butter bestreichen, den Gouda und Schinken darauflegen. Zum Schluss das gebratene Ei darauf geben, nach Belieben mit Salz und Pfeffer bestreuen und mit etwas Kresse anrichten.

Tipp: Wer es noch gesünder mag, belegt das Brot zusätzlich mit ein paar Scheiben Gurke oder Radieschen.

12. Deftiges Landfrühstück

Kalorien: 313 kcal | Fett: 12,9 g | Kohlenhydrate: 29,2 g | Eiweiß: 17,9 g

Zubereitungszeit: 30 min
Portionen: 4
Schwierigkeit: leicht

Zutaten:

- 600 g Kartoffeln
- 4 Eier
- 4 Scheiben Kochschinken
- 4 EL Wasser
- Salz und Pfeffer
- Paprikapulver, edelsüß
- 1 EL Kokosöl
- 4 EL gehackter Schnittlauch

Zubereitung:

1. Die Kartoffeln schälen und kochen, anschließend in Scheiben schneiden.
2. In der Zwischenzeit in einer Schüssel die Eier mit dem Wasser, etwas Salz und Pfeffer sowie dem Paprikapulver verquirlen. Die Schinkenscheiben in feine Würfel schneiden und zu der Eiermasse hinzugeben.
3. Das Kokosöl in einer beschichteten Pfanne erhitzen und die Eiermischung hineingeben. Etwas von der Hitze wegnehmen und das Ei stocken lassen.
4. Zu guter Letzt die Kartoffeln auf die Eiermasse geben, das Ganze zusammenklappen. Mit dem Schnittlauch garnieren und servieren.

Tipp: Als vegetarische Variante kann der Schinken mit Käse ersetzt werden. Zwei Scheiben reichen jedoch aus, da Käse sättigender ist.

13. Chiapudding mit Mangomus

Kalorien: 293 kcal | Fett: 8,5 g | Kohlenhydrate: 26,9 g | Eiweiß: 27,5 g

Zubereitungszeit: **10 min, Ruhezeit ca. 8 Stunden**
Portionen: **1**
Schwierigkeit: **leicht**

Zutaten:

- 200 g Magerquark
- 15 g Chiasamen
- 1 TL Ahornsirup
- 40 g Mango
- 5 g Kokosflocken

Zubereitung:

1. Die Chiasamen mit Magerquark und Ahornsirup gut verrühren. Anschließend für mehrere Stunden, am besten über Nacht, kaltstellen.
2. Nach der Ruhezeit für das Mus die Mango klein schneiden und mit einem Pürierstab bearbeiten, bis ein glattes Mus entsteht. Das Mangopüree nun auf dem Chiapudding verteilen und mit den Kokosflocken garnieren.

Tipp: Neben Mangomus eignet sich auch Püree aus anderen Früchten. Wie wäre es beispielsweise mit Pfirsich oder Aprikose?

14. Vollkorntoast mit Rührei

Kalorien: 289 kcal | Fett: 16,4 g | Kohlenhydrate: 22 g | Eiweiß: 13 g

Zubereitungszeit: **10 min**
Portionen: **2**
Schwierigkeit: **leicht**

Zutaten:

- 2 Eier
- ½ Bund Schnittlauch
- Salz und Pfeffer
- Paprikapulver edelsüß
- 1 EL Kokosöl
- 4 Scheiben Vollkorntoast

Zubereitung:

1. Den Schnittlauch waschen, trocken tupfen und in kleine Röllchen schneiden. Mit den Eiern, Salz und Pfeffer sowie ein wenig Paprikapulver verquirlen.
2. Das Öl in einer beschichteten Pfanne erhitzen, das Eigemisch hineingeben und stocken lassen.
3. In der Zwischenzeit die Toastscheiben goldbraun toasten und auf zwei Teller legen. Anschließend das Rührei darauf verteilen.

Tipp: Mit etwas Gemüse oder anderen Gewürzen lässt sich das Rührei geschmacklich noch verändern. Wie wäre es mit ein paar Lauchzwiebeln und ein bisschen Paprika oder ein wenig Currygewürz für einen Hauch Orient?

15. Crunchy Granola

Kalorien: 388 kcal | Fett: 17,7 g | Kohlenhydrate: 46,7 g | Eiweiß: 8,4 g

Zubereitungszeit: **10 min, 30 min Backzeit**
Portionen: **4**
Schwierigkeit: **leicht**

Zutaten:

- 200 g kernige Haferflocken
- 40 g Macadamianüsse
- 40 g Kürbiskerne
- 1 Prise Salz
- 75 g Honig
- 20 g Kokosöl
- Etwas Vanilleextrakt

Zubereitung:

1. Zu Beginn den Backofen auf 180 Grad vorheizen und ein Backblech oder eine hitzefeste Auflaufform mit Backpapier auslegen.
2. Die Macadamianüsse fein hacken und in einer Schüssel mit den Haferflocken, Kürbiskernen und dem Salz vermischen.
3. Das Kokosöl schmelzen und mit dem Honig und dem Vanilleextrakt verrühren. Anschließend zu den trockenen Zutaten geben und alles gut miteinander verrühren.
4. Die Mischung flach auf dem Backpapier ausbreiten und für ca. 30 Minuten backen. Gelegentlich durchrühren, damit die Mischung gleichmäßig backt. Sobald das Granola eine leichte Bräunung aufweist, aus dem Ofen nehmen.

Tipp: Granola lässt sich mit den verschiedensten Zutaten variieren. Statt Haferflocken können beispielsweise auch Dinkel- oder Amaranthflocken als Basis dienen. Als crunchige Komponente eignen sich auch Kürbiskerne, Kokosflocken, Chia- oder Sesamsamen.

Mittagessen

Mit einem großen Magenknurren kündigt sich die Mittagszeit an. Für Viele muss es dann etwas Leichtes sein, das sie vor der bekannten Essensmüdigkeit bewahrt. Wer jedoch körperlich arbeitet, der möchte mittags lieber mit einer deftigen Mahlzeit versorgt werden, welche die Energiespeicher wieder auffüllt. Welche Art von Mittagessen Sie auch immer bevorzugen, eines ist dabei besonders wichtig: Es darf nicht zu viel Histamin beinhalten, um vor möglichen allergischen Reaktionen zu schützen. Damit Sie also ganz sicher sein können, nach der mittäglichen Mahlzeit keinen Juckreiz, Kopfschmerzen, Magen-Darm-Beschwerden oder andere Anzeichen der Allergie zu verspüren, warten auf den nächsten Seiten 15 Rezepte auf Sie, die lecker schmecken, histaminarm sind und sich ganz nach Ihren mittäglichen Vorlieben richtigen. Ob leicht und kalorienarm oder deftig und energiereich – für jeden ist das Passende dabei. Genießen Sie Ihr Mittagessen in vollen Zügen!

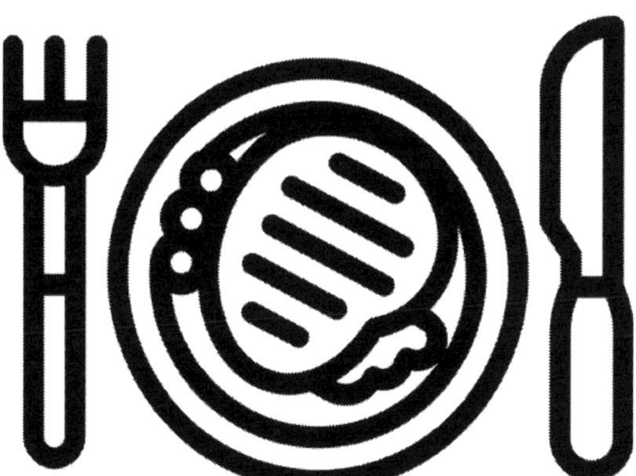

16. Gelber Seelachs

Kalorien: 299 kcal | Fett: 3,8 g | Kohlenhydrate: 19,5 g | Eiweiß: 44,4 g

Zubereitungszeit: **30 min**
Portionen: **2**
Schwierigkeit: **leicht**

Zutaten:

- 500 g Seelachs
- Salz und weißer Pfeffer
- 2 Zwiebeln
- 1 Apfel
- 30 g Butter
- 1 TL Kurkuma
- 75 ml Wasser
- 2 EL Kondensmilch
- 1 TL Speisestärke

Zubereitung:

1. Den Seelachs abspülen und trockentupfen. Danach auf einen Teller legen, salzen und pfeffern. Anschließend den Fisch in große Würfel schneiden und abgedeckt ziehen lassen.
2. Für die Soße die Zwiebeln schälen und in Scheiben schneiden. Den Apfel schälen, das Kerngehäuse entfernen und ebenfalls Scheiben schneiden.
3. Die Butter in einem Topf erhitzen, die Zwiebeln hineingeben und goldgelb braten. Die Apfelscheiben dazugeben und für etwa 3 Minuten mitdünsten. Anschließend Kurkuma sowie Wasser hinzugeben und aufkochen lassen.
4. Kondensmilch und Speisestärke gut miteinander verrühren und die Soße damit binden. Abschließend den Fisch in die Soße geben und für etwa 15 Minuten bei schwacher Hitze gar werden lassen.

Tipp: Zu dem Gericht passt Reis hervorragend dazu. Dafür einfach 120 Gramm Reis nach Packungsanweisung kochen und dazugeben.

17. Gedünsteter orientalischer Reis

Kalorien: 436 kcal | Fett: 2,5 g | Kohlenhydrate: 45,1 g | Eiweiß: 6,2 g

Zubereitungszeit: 30 min
Portionen: 1
Schwierigkeit: leicht

Zutaten:

- 60 g Langkornreis
- 120 ml Wasser
- 1 Zwiebel
- 1 Rote Paprika
- 1 EL Kokosöl
- Salz und weißer Pfeffer
- Kurkuma
- Kardamom
- Getrockneter Koriander

Zubereitung:

1. Die Zwiebel schälen und in feine Würfel schneiden, die Paprika putzen und ebenfalls kleinschneiden.
2. Das Öl in der Pfanne erhitzen und die Zwiebelwürfel sowie Paprika hinzugeben und kurz andünsten. Alle Gewürze sowie den Reis dazugeben und ebenfalls kurz mitdünsten, bis der Reis glasig ist.
3. Mit dem Wasser aufgießen, zum Kochen bringen und anschließend zugedeckt bei kleiner Hitze für etwa 20 Minuten quellen lassen. Eventuell noch etwas Wasser nachschütten.
4. Zum Schluss den Reis von der Kochstelle nehmen, Deckel öffnen und ausdampfen lassen. Mit einer Gabel auflockern und nach Belieben noch etwas Butter hinzugeben.

Tipp: Die Gewürze können variiert werden. In der orientalischen Variante passt der Reis besonders gut zu Lamm oder Kalb.

18. Schinkenspätzle mit Karotten

Kalorien: 797 kcal | Fett: 52,9 g | Kohlenhydrate: 43,4 g | Eiweiß: 32,3 g

Zubereitungszeit: **20 min**
Portionen: **1**
Schwierigkeit: **leicht**

Zutaten:

- 1 EL Butter
- 1 Zwiebel
- 2 Scheiben Kochschinken
- 1 Karotte
- 100 g gekochte Spätzle
- 100 ml Schlagsahne
- Salz und weißer Pfeffer
- Paprikapulver, edelsüß
- 50 g Mozzarella
- ¼ Bund Schnittlauch

Zubereitung:

1. Die Zwiebel sowie die Karotte schälen. Zwiebeln fein würfeln und die Karotte in dünne Scheiben schneiden. Anschließend den Schinken in dünne Scheiben schneiden.
2. Die Butter in einer Pfanne erhitzen und die Zwiebelwürfel sowie die Karottenscheiben hinzugeben. Für etwa 3 Minuten anbraten. Anschließend Schinken sowie Spätzle dazugeben und für etwa 5 Minuten mitdünsten.
3. Die Sahne hinzufügen und mit Salz, Pfeffer und Paprikapulver würzen.
4. Den Mozzarella in dünne Scheiben schneiden und auf der Spätzlepfanne verteilen. Den Deckel der Pfanne schließen und für etwa 5 Minuten überbacken.
5. In der Zwischenzeit den Schnittlauch in feine Röllchen schneiden und die Pfanne damit garnieren

Tipp: Auch anderer Käse eignet sich hervorragend zum Überbacken. Sind keine frischen Spätzle zur Hand, so erfüllen 30 g Trockenspätzle den gleichen Zweck.

19. Ofenkartoffel mit Kräuterbutter

Kalorien: 557 kcal | Fett: 41,6 g | Kohlenhydrate: 38,3 g | Eiweiß: 5,2 g

Zubereitungszeit: **15 min, 60 min Garzeit**
Portionen: **2**
Schwierigkeit: **leicht**

Zutaten:

- 100 g Butter, Zimmertemperatur
- Gemischte Kräuter nach Wahl, z.B. Petersilie, Schnittlauch, Dill, Thymian
- 25 g Bärlauch
- Salz und weißer Pfeffer
- Knoblauchpulver
- 4 mittelgroße Kartoffeln

Zubereitung:

1. Zunächst den Backofen auf 200 Grad vorheizen.
2. Die Kartoffeln gründlich waschen, in Alufolie packen und ca. 60 Minuten im Ofen garen.
3. In der Zwischenzeit die Butter in eine Schüssel geben. Die Kräuter sowie den Bärlauch waschen, abtrocknen und fein hacken. Mit Salz, Pfeffer und etwas Knoblauchpulver zu der Butter geben und alles mit einem Handrührgerät auf der höchsten Stufe für etwa 2 Minuten cremig rühren.
4. Die fertig gegarte Ofenkartoffel in der Mitte aufschneiden und mit der Kräuterbutter füllen.

Tipp: Sollte etwas Kräuterbutter übrigbleiben, so hält sie sich einige Tage lang im Kühlschrank. Auch zu Fleischgerichten aller Art ist sie ein Genuss.

20. Gnocchi in Salbeibutter

Kalorien: 395 kcal | Fett: 20,8 g | Kohlenhydrate: 40,1 g | Eiweiß: 9 g

Zubereitungszeit: 30 min
Portionen: 4
Schwierigkeit: mittel

Zutaten:

- 1 kg gekochte Kartoffeln
- 1 Bund frischer Salbei
- 50 g Mozzarella
- 250 g Weizenmehl
- 1 Ei
- Salz, weißer Pfeffer
- 80 g Butter

Zubereitung:

1. Die Kartoffeln pellen und durch eine Kartoffelpresse drücken. Anschließend Ei, Mehl und etwas Salz und Pfeffer hinzugeben und die Masse gut zu einem Teig verkneten.
2. Daumendicke Rollen formen und ca. 3 cm breite Stücke abschneiden. Nun mit einer Gabel die Teigstücke auf beiden Seiten etwas flach drücken, dadurch erhalten sie eine schöne Maserung.
3. Die Gnocchi für etwa 5 Minuten in kochendes Wasser geben und weitere 5 Minuten ziehen lassen. Danach abschütten und gut abtropfen.
4. In der Zwischenzeit die Butter in einer Pfanne zerlassen und die Salbeiblätter im Ganzen für 1-2 Minuten anbraten.
5. Zum Abschluss die Gnocchi in der Salbeibutter schwenken. Das Ganze mit Salz und Pfeffer abschmecken. Zum Anrichten den Mozzarella kleinzupfen und über die Gnocchi geben.

Tipp: Wenn es einmal schnell gehen muss, können Sie auch zu Gnocchi aus dem Kühlregal greifen. Schauen Sie sich aber unbedingt zuvor die Zutatenliste an.

21. Gefüllte Zucchini mit Couscous

Kalorien: 354 kcal | Fett: 18,4 g | Kohlenhydrate: 32,5 g | Eiweiß: 11,7 g

Zubereitungszeit: **30 min, weitere 30 Minuten Backzeit**
Portionen: **2**
Schwierigkeit: **leicht**

Zutaten:

- 1 Zwiebel
- 1 Knoblauchzehe
- Salz und weißer Pfeffer
- ½ Bund Petersilie
- 50 g Ziegenfrischkäse
- 1 EL Kokosöl
- 2 große Zucchini (etwa 500 g)
- 130 ml Gemüsebrühe ohne Geschmacksverstärker und Hefeextrakt
- 65 g Couscous
- 1 EL Schlagsahne
- 1 EL Butter

Zubereitung:

1. Den Ofen auf 200 Grad vorheizen. Petersilie waschen, trockentupfen und fein hacken.
2. Die Zucchini waschen, in insgesamt 8 Teile schneiden und aushöhlen. Anschließend für 2 Minuten in kochendem Salzwasser blanchieren. Danach herausnehmen und trockentupfen.
3. Das Zucchinifleisch fein hacken. Zwiebel und Knoblauch schälen und ebenfalls hacken.
4. Den Couscous in die Gemüsebrühe einrühren, kurz aufkochen lassen, anschließend vom Herd nehmen und zugedeckt quellen lassen.
5. Nun das Öl in einer beschichteten Pfanne erhitzen, das Zucchinifleisch hinzugeben und für 4 Minuten braten. Anschließend zum Couscous hinzugeben und mit der Schlagsahne, der zuvor klein gehackten Petersilie sowie Ziegenfrischkäse, Salz und Pfeffer vermengen und abschmecken.
6. Die Zucchini mit der Masse füllen, die Butter darauf verteilen und für 30 Minuten in den Ofen schieben.

22. Ravioli aus Roter Bete

Kalorien: 351 kcal | Fett: 17,8 g | Kohlenhydrate: 69,5 g | Eiweiß: 18,8 g

Zubereitungszeit: **30 min**
Portionen: **4**
Schwierigkeit: **mittel**

Zutaten:

- 250 g Weizenmehl
- 1 Vollei
- 2 Eigelb
- 4 cl Rote-Bete-Saft
- 1 Bund Petersilie
- 250 g gekochte Rote Bete
- 1 EL Butter
- 100 g Magerquark
- 100 g Mascarpone
- 50 g Semmelbrösel
- Salz und weißer Pfeffer

Zubereitung:

1. Aus dem Mehl, Ei, Eigelb, dem Rote-Bete-Saft sowie einer Prise Salz einen Teig kneten und kurz ruhen lassen.
2. In der Zwischenzeit Petersilie waschen und fein hacken, die Rote Bete in Würfel schneiden und in 1 EL Butter für etwa 5 Minuten dünsten. Anschließend pürieren. Die Masse nun mit dem Quark, der Mascarpone, Semmelbrösel sowie der Petersilie vermischen, mit Salz und Pfeffer abschmecken.
3. Im Anschluss den Teig ausrollen und Kreise ausstechen (ca. 5 cm). Die Füllung in die Mitte jedes Kreises setzen, Ränder anfeuchten, Kreise zusammenklappen und andrücken.
4. Die Teigfladen in kochendem Salzwasser für 4-5 Minuten garen. Anschließend abschütten und abtropfen lassen.

Tipp: Besonders schmackhaft sind die Ravioli in Butter geschwenkt. Etwas Käse zu dem Gericht (z.B. Mozzarella) sorgt für zusätzlichen Geschmack.

23. Gefüllte Gemüsepaprika

Kalorien: 250 kcal | Fett: 14,4 g | Kohlenhydrate: 16,5 g | Eiweiß: 9,3 g

Zubereitungszeit: 20 min
Portionen: 4
Schwierigkeit: leicht

Zutaten:

- 1 Möhre
- ½ Kohlrabi
- 8 Radieschen
- ½ Salatgurke
- 400 g Quark
- 2 EL Kokosöl
- Salz und Pfeffer
- 4 Paprika
- 1 Bund Schnittlauch
- ½ Bund Petersilie

Zubereitung:

1. Die Möhre und den Kohlrabi schälen, Radieschen putzen und gut abwaschen. Die Gurke waschen. Nun das gesamte Gemüse raspeln.
2. Schnittlauch waschen und in feine Röschen schneiden, Petersilie ebenfalls waschen und fein hacken. Den Quark mit dem Öl verrühren und die Gemüsestreifen sowie die Kräuter dazugeben. Alles gut mit Salz und Pfeffer abschmecken.
3. Die Paprikaschoten waschen, halbieren und das Gehäuse entfernen. Die Hälften mit der Gemüse-Quarkmischung füllen und servieren.

Tipp: Als Füllung eignet sich anstatt der Quarkcreme auch Kräuterfrischkäse, der mit Gemüsestreifen der Saison gemischt wird.

24. Buntes Gemüsegratin

Kalorien: 589 kcal | Fett: 42 g | Kohlenhydrate: 23,5 g | Eiweiß: 24,4 g

Zubereitungszeit: 30 min
Portionen: 4
Schwierigkeit: leicht

Zutaten:

- 1 kg Brokkoli
- 500 g Karotten
- 500 g Zucchini
- 400 ml Schlagsahne
- 150 g junger Gouda
- Salz und weißer Pfeffer

Zubereitung:

1. Brokkoli und Zucchini waschen. Die Röschen des Brokkolis entfernen, die Zucchini in ca. 1 cm dicke Scheiben schneiden. Karotten schälen und ebenfalls in ca. 1 cm dicke Scheiben schneiden. Den Gouda reiben.
2. Nun den Backofen auf 250 Grad vorheizen. In einem Topf mit kochendem Wasser Brokkoli sowie Karotten für etwa 5 Minuten garen. Die Zucchinischeiben hinzugeben und eine weitere Minute garen. Das Gemüse anschließend durch ein Sieb schütten und abtropfen lassen.
3. Nun das Gemüse in eine ofenfeste Form geben. Den Gouda mit der Sahne verrühren und mit Salz und Pfeffer abschmecken. Zu guter Letzt das Sahne-Käsegemisch über das Gemüse geben und für etwa 10-15 Minuten in den Ofen geben.

Tipp: Mit dem Gemüse kann je nach Vorliebe und Saison variiert werden. Auch Lauch oder Kohlrabi sind schmackhafte Komponenten des Gratins.

25. Spargel überbacken

Kalorien: 403 kcal | Fett: 31,6 g | Kohlenhydrate: 10,3 g | Eiweiß: 16,3 g

Zubereitungszeit: **30 min**
Portionen: **3**
Schwierigkeit: **leicht**

Zutaten:

- 700 g weißer Spargel
- 700 g grüner Spargel
- 2 Schalotten
- 80 g Butter
- 2 EL Branntweinessig
- 75 geriebener junger Gouda
- 2 EL Schlagsahne
- Salz und weißer Pfeffer
- Etwas Zucker

Zubereitung:

1. Den Backofen auf 180 Grad vorheizen. Den weißen Spargel schälen und den grünen Spargel waschen, von beiden die holzigen Enden abschneiden. In Salzwasser mit einer Prise Zucker für 10 Minuten kochen. Anschließend herausnehmen und abtropfen lassen.
2. Die Schalotten schälen und fein würfeln. In der restlichen heißen Butter andünsten. Mit dem Essig, 25 g Gouda sowie der Sahne verrühren. Mit Salz und dem weißen Pfeffer abschmecken.
3. Anschließend den Spargel in eine Auflaufform legen und mit der Soße begießen. Den restlichen Gouda darauf verteilen. Alles in den Ofen schieben und für etwa 5 Minuten backen, bis sich eine goldgelbe Kruste bildet.

Tipp: Zum Gericht passt eine Kartoffelbeilage besonders gut. Wie wäre es mit Pell- oder Bratkartoffeln?

26. Spaghetti in Grünkohlsoße

Kalorien: 693 kcal | Fett: 15,1 g | Kohlenhydrate: 71,6 g | Eiweiß: 26,3 g

Zubereitungszeit: **20 min**
Portionen: **2**
Schwierigkeit: **leicht**

Zutaten:

- 300 g Grünkohl
- 50 g junger Gouda
- 180 g Spaghetti
- 120 g Schlagsahne
- 1 Eigelb
- 1 Knoblauchzehe
- Salz und weißer Pfeffer

Zubereitung:

1. Den Grünkohl waschen, abtrocknen und fein hacken. Den Gouda reiben.
2. Die Nudeln in Salzwasser kochen, dabei mehrmals umrühren. 5 Minuten vor Ende der Kochzeit den Grünkohl hinzugeben und mitkochen.
3. Die Sahne in einem Topf erwärmen, bis sie lauwarm ist, danach in eine vorgewärmte Schüssel geben und das Eigelb, Käse und Knoblauch hinzugeben. Mit Pfeffer abschmecken.
4. Zu guter Letzt die Nudeln und den Grünkohl abschütten und abtropfen lassen. Danach unter die Sahnemischung rühren und servieren.

Tipp: Neben Spaghetti passen andere Nudeln ebenfalls zu dem Gericht. Auch Vollkornnudeln sind eine gute Wahl.

27. Quinoa-Hackpfanne

Kalorien: 677 kcal | Fett: 37,4 g | Kohlenhydrate: 52,3 g | Eiweiß: 28 g

Zubereitungszeit: 25 min
Portionen: 2
Schwierigkeit: leicht

Zutaten:

- 120 g Quinoa
- 200 g Rinderhack
- 1 Rote Paprikaschote
- ½ Gurke
- 2 Möhren
- 2 EL Kokosöl
- Salz und weißer Pfeffer
- Paprikapulver, edelsüß
- 10 g Minze

Zubereitung:

1. Quinoa abspülen und in 350 ml Wasser etwa 10 Minuten kochen, anschließend in einem Sieb abtropfen lassen.
2. In der Zwischenzeit 1 EL Öl in einer beschichteten Pfanne erhitzen. Das Hackfleisch anbraten und anschließend aus der Pfanne nehmen.
3. Die Paprika sowie die Gurke waschen, Paprika vierteln, das Kerngehäuse entfernen und in Streifen schneiden und die Gurke würfeln. Die Möhren schälen und in feine Scheiben schneiden.
4. In die noch warme Pfanne 1 EL Öl geben und Paprika sowie die Möhren für etwa 8 Minuten braten. Quinoa, Hackfleisch und die Gurke unterrühren und mit Salz, Pfeffer und dem Paprikapulver abschmecken.
5. Die Minze waschen, abtrocknen und fein hacken. In die Quinoa-Pfanne geben und unterrühren.

Tipp: Das Gericht schmeckt auch kalt hervorragend und eignet sich daher gut für unterwegs.

28. Spargel-Pfannkuchen

Kalorien: 497 kcal | Fett: 16 g | Kohlenhydrate: 58,7 g | Eiweiß: 26,6 g

Zubereitungszeit: **30 min**
Portionen: **2**
Schwierigkeit: **leicht**

Zutaten:

- 200 g weißer Spargel
- 80 g gekochter Schinken
- 150 g Weizenmehl
- 2 Eier
- 150 ml Milch
- Salz
- 1 EL Kokosöl
- ½ Bund Schnittlauch

Zubereitung:

1. Zunächst Spargel putzen, schälen und in kochendem Salzwasser für etwa 15 Minuten kochen. Anschließend abgießen und ca. 2 cm lange Stücke schneiden. Den Schinken in Würfel schneiden.
2. Aus dem Mehl, Eiern und der Milch einen glatten Teig herstellen. Dieser sollte leicht flüssig sein.
3. ½ EL Öl in einer beschichteten Pfanne erhitzen, die Hälfte des Teiges hineingeben und die Hälfte des Spargels und Schinken im Teig verteilen. Die Seite für etwa 2 Minuten braten, dann den Pfannenkuchen wenden und auf der anderen Seite ebenfalls 2 Minuten braten, sodass beide Seiten leicht gebräunt sind.
4. Mit dem zweiten Pfannenkuchen genauso verfahren. Zum Garnieren den Schnittlauch waschen, in feine Röllchen schneiden und auf den Pfannenkuchen verteilen.

Tipp: Wem der Pfannenkuchen zu trocken ist, kann einen Kräuterdip dazu reichen. Dafür Quark, Kräuter nach Wahl, etwas Salz und weißen Pfeffer miteinander verrühren und zu den Pfannenkuchen servieren.

29. Penne mit Schwarzwurzel

Kalorien: 761 kcal | Fett: 33,5 g | Kohlenhydrate: 84 g | Eiweiß: 14,4 g

Zubereitungszeit: 25 min
Portionen: 1
Schwierigkeit: leicht

Zutaten:

- 180 g Schwarzwurzel
- ½ Zwiebel
- 1 Knoblauchzehe
- 10 g Butter
- 75 ml Gemüsebrühe ohne Geschmacksverstärker und Hefeextrakt
- 75 ml Schlagsahne
- 80 g Penne
- 20 g Semmelbrösel
- 1 EL Petersilie
- Salz und weißer Pfeffer

Zubereitung:

1. Die Schwarzwurzel schälen und anschließend schräg in dünne Scheiben schneiden. Die Zwiebel und den Knoblauch schälen und fein hacken.
2. Die Hälfte der Butter in einem Topf erhitzen, Wurzel, Zwiebel und Knoblauch hinzugeben und kurz andünsten. Nun die Brühe und Sahne hinzugeben, kurz aufkochen lassen und für etwa 15 Minuten weiterköcheln.
3. In der Zwischenzeit die Nudeln in Salzwasser nach Packungsanweisung zubereiten. Die Petersilie waschen und hacken.
4. In einer zweiten Pfanne die restliche Butter erhitzen und die Semmelbrösel hellbraun anrösten. Anschließend die Pfanne zur Seite stellen und die Petersilie unterrühren.
5. Die Nudeln abgießen, kurz abtropfen lassen und zu den Schwarzwurzeln geben. Mit Salz und Pfeffer abschmecken und mit den Semmelbröseln garnieren.

Tipp: Zu den Semmelbröseln können nach Belieben auch andere Kräuter gemischt werden. Schnittlauch oder Majoran runden das Gericht gut ab.

30. Kabeljau mit Gemüse

Kalorien: 362 kcal | Fett: 8,9 g | Kohlenhydrate: 32,9 g | Eiweiß: 32,6 g

Zubereitungszeit: **30 min**
Portionen: **2**
Schwierigkeit: **leicht**

Zutaten:

- 2 Kabeljaufilets
- 150 g Kartoffeln
- 150 g Brokkoli
- ½ Zucchini
- 1 EL Kokosöl
- Salz und weißer Pfeffer
- Ein paar Blätter Basilikum
- Ein paar Zweige Rosmarin

Zubereitung:

1. Die Kartoffeln schälen und die Zucchini sowie den Brokkoli putzen. Kartoffeln und Zucchini in feine Würfel und den Brokkoli in kleine Röschen schneiden. Basilikum und Rosmarin waschen, trocken tupfen und fein hacken. Etwas Basilikum zur Seite stellen.
2. In einer beschichteten Pfanne das Öl erhitzen und die Kartoffelwürfel etwa 5 Minuten bei mittlerer Hitze und geschlossenem Deckel anbraten. Anschließend Zucchini und Brokkoli hinzugeben und weitere 5 Minuten garen.
3. Nun den Ofen auf 190 Grad vorheizen. Die Fischfilets abwaschen, trockentupfen und in eine ofenfeste Form legen. Mit Salz und Pfeffer würzen.
4. Basilikum und Rosmarin sowie Salz und Pfeffer zu dem Gemüse geben. Dieses in eine weitere ofenfeste Form geben und mit dem Fisch für etwa 15 Minuten im Ofen garen.
5. Zum Servieren auf zwei Teller jeweils einen Fisch legen und das Gemüse darauf verteilen. Mit dem zur Seite gestellten Basilikum garnieren.

Tipp: Auch mit anderem Gemüse schmeckt das Gericht hervorragend. Blumenkohl oder Rote Bete sind gute Alternativen.

Abendessen

Wenn Sie die bisherigen Rezepte oder den Ratgeberteil in diesem Buch für gut befunden haben, dann teilen Sie doch Ihre Meinung mit anderen und geben uns ein positives Feedback anhand einer Rezension auf Amazon. So merken wir auch, ob es Ihnen gefallen hat und können dies bei weiteren Kochbüchern aufnehmen. Uns liegt es sehr am Herzen, auf die Wünsche unserer Leserschaft einzugehen. So können wir die Qualität unserer Bücher stets verbessern. Wir wünschen Ihnen weiterhin viel Erfolg beim Nachkochen der Rezepte.

Zum Abendessen kommt gerne mal die ganze Familie zusammen. Häufig nimmt man sich bei dieser Mahlzeit am meisten Zeit für das Essen und genießt das Zusammensein. Es ist außerdem eine gute Gelegenheit, beim Abendessen den Tag Revue passieren zu lassen und sich auf den gemütlichen Part vorzubereiten. Doch auch, wenn das zur späteren Tageszeit eingenommene Mahl uns zum Entspannen einlädt und dazu, den Arbeitstag hinter uns zu lassen, haben wahrscheinlich auch Sie nicht jeden Tag die Muße, sich für lange Zeit an den Herd zu stellen. Das muss auch gar nicht sein. Denn selbst wenn Sie durch eine Histaminunverträglichkeit das ein oder andere Lebensmittel nicht zu sich nehmen sollten, schließt das ein schnelles und schmackhaftes abendliches Mahl nicht aus. Die kommenden 15 Rezepte helfen Ihnen dabei, nach Feierabend Ihre Mahlzeit ohne Aufwand und in vollen Zügen genießen zu können. Machen Sie sich einen schönen Feierabend mit einer leckeren Speise!

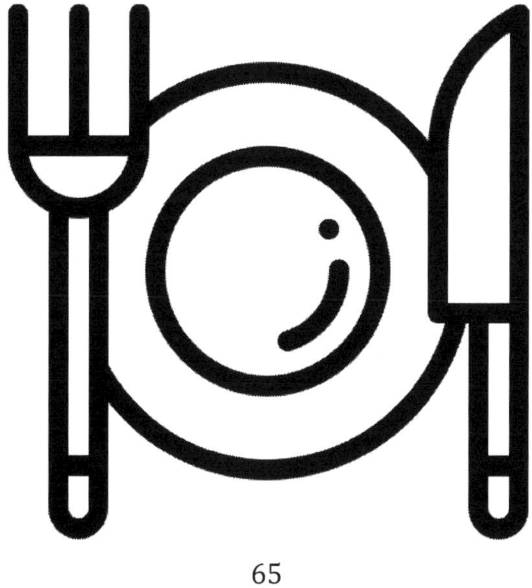

31. Tortilla mit Brokkoli und Paprika

Kalorien: 534 kcal | Fett: 27 g | Kohlenhydrate: 43,2 g | Eiweiß: 23,8 g

Zubereitungszeit: 30 min
Portionen: 1
Schwierigkeit: mittel

Zutaten:

- 200 g Kartoffeln
- 1 Schalotte
- 1 EL Kokosöl
- 100 g Brokkoli
- 100 g Paprika
- 2 Eier
- Salz und Pfeffer

Zubereitung:

1. Die Kartoffeln schälen und fein würfeln. Die Schalotte ebenfalls schälen und in kleine Würfel schneiden. Brokkoli und Paprika waschen. Den Brokkoli in feine Röschen schneiden und die Paprika würfeln.
2. Das Öl in einer beschichteten Pfanne erhitzen, Zwiebel und Kartoffeln hinzugeben und bei mittlerer Hitze zugedeckt dünsten, bis die Kartoffeln weich sind.
3. Nach etwa 5 Minuten Brokkoli und Paprika hinzugeben und weiter dünsten. Dabei immer wieder umrühren.
4. In der Zwischenzeit die Eier verquirlen und mit Salz und Pfeffer würzen. Über die Kartoffeln und das Gemüse gießen und ca. 5 Minuten stocken lassen. Im Anschluss mithilfe eines Tellers wenden und die andere Seite für weitere 5 Minuten backen. Im Inneren sollte die Tortilla noch weich sein.

Tipp: Neben Brokkoli und Paprika eignet sich auch anderes Gemüse wie beispielsweise Zucchini. Tortilla ist das ideale Gericht zur Verwertung von Gemüseresten.

32. Hirseauflauf

Kalorien: 772 kcal | Fett: 37,9 g | Kohlenhydrate: 70,7 g | Eiweiß: 36,8 g

Zubereitungszeit: 30 min, 40 min Backzeit
Portionen: 1
Schwierigkeit: leicht

Zutaten:

- 100 g Hirse
- 1 TL Butter
- 50 g junger Gouda am Stück
- 2 Eier
- Salbeiblätter
- Salz und weißer Pfeffer

Zubereitung:

1. Die Hirse mit der doppelten Menge Wasser einkochen, bis das gesamte Wasser aufgenommen wurde. Danach vom Herd nehmen und quellen lassen.
2. In der Zwischenzeit eine Auflaufform mit der Butter einfetten. Den Käse reiben, Salbei waschen und fein hacken. Den Backofen auf 180 Grad vorheizen.
3. Eier trennen. Das Eiweiß zu Eischnee schlagen und zur Seite stellen. Das Eigelb mit dem geriebenen Käse, der Hirse sowie dem Salbei vermischen, mit Salz und Pfeffer würzen.
4. Anschließend den Eischnee unter die Masse heben. In die eingefettete Auflaufform füllen und im vorgeheizten Ofen etwa 40 Minuten backen. Sobald der Auflauf eine goldgelbe Farbe angenommen hat, ist er fertig.

Tipp: Wer es würziger mag, kann die Hirse in Gemüsebrühe (ohne Geschmacksverstärker und Hefeextrakt) zubereiten. Neben Salbei können außerdem nach Belieben noch weitere Kräuter verwendet werden.

33. Forelle mit Gemüse

Kalorien: 629 kcal | Fett: 31,4 g | Kohlenhydrate: 28,2 g | Eiweiß: 51,7 g

Zubereitungszeit: **25 min**
Portionen: **1**
Schwierigkeit: **leicht**

Zutaten:

- 1 frische, küchenfertige Forelle
- Salz und Pfeffer
- 1 EL Apfelessig
- ½ Bund Petersilie
- Einige Zweige Dill
- 1 Schalotte
- 2 Frühlingszwiebeln
- 2 Karotten
- Einige Wacholderbeeren
- 25 g Kräuterbutter

Zubereitung:

1. Die Forelle waschen, trockentupfen, salzen und pfeffern und mit dem Essig beträufeln. Anschließend mit Petersilie und Dill füllen und auf ein großes Stück Alufolie legen.
2. Den Backofen auf 200 Grad vorheizen. Schalotte und Karotten schälen, Frühlingszwiebeln gut putzen und alles in dünne Streifen schneiden.
3. Das Gemüse mit den Wacholderbeeren und der Kräuterbutter auf der Forelle anrichten. Anschließend die Alufolie verschließen und für 15 Minuten im Backofen garen.

Tipp: Je nach Lust und Laune kann das Gemüse variiert werden. Frischer Fenchel, Lauch oder Kohlrabi geben eine besondere Note.

34. Rindfleischpfanne

Kalorien: 717 kcal | Fett: 39,9 g | Kohlenhydrate: 30,7 g | Eiweiß: 50,1 g

Zubereitungszeit: 20 min
Portionen: 1
Schwierigkeit: leicht

Zutaten:

- 150 g Rinderbrust
- 2 Zwiebeln
- 2 EL Butter
- 2 Karotten
- 2 Eier
- Salz und weißer Pfeffer
- ½ Bund Schnittlauch

Zubereitung:

1. Die Zwiebeln schälen und in Ringe schneiden. Die Rinderbrust in kleine Stücke schneiden. Die Karotten schälen und ebenfalls fein würfeln.
2. Butter in einer beschichteten Pfanne erhitzen, das Rindfleisch sowie die Karotten dazugeben und anbraten. Nach etwa 4 Minuten die Zwiebeln zufügen und mitbraten.
3. Nun die Eier mit Salz und Pfeffer würzen und verquirlen. In eine zweite Pfanne geben und stocken lassen.
4. Zum Servieren das Fleisch-Gemüse-Gemisch mit dem Ei auf einem Teller anrichten. Den Schnittlauch in kleine Röllchen schneiden und darüber streuen.

Tipp: Das Gericht schmeckt auch mit Schweinefleisch oder Geflügel. Hier kommt es ganz auf die eigenen Vorlieben an.

35. Gemüsepfanne mit Fisch

Kalorien: 318 kcal | Fett: 14,9 g | Kohlenhydrate: 12,4 g | Eiweiß: 28,8 g

Zubereitungszeit: **25 min**
Portionen: **4**
Schwierigkeit: **leicht**

Zutaten:

- 4 Möhren
- 2 kleine Fenchelknollen
- 4 Frühlingszwiebeln
- 1 Knoblauchzehe
- 600 g Fischfilet, z.B. Rotbarsch
- 2 EL Kokosöl
- Salz und weißer Pfeffer
- 300 ml Gemüsebrühe ohne Geschmacksverstärker und Hefeextrakt
- 4 EL Schlagsahne

Zubereitung:

1. Die Möhren schälen, Fenchel und Frühlingszwiebeln waschen, den Knoblauch schälen. Das Fischfilet waschen und trockentupfen.
2. Die Fenchelknolle nun längs halbieren, den Strunk entfernen und die Knolle in dünne Spalten schneiden. Frühlingszwiebel in feine Ringe schneiden, etwas Grün zur Seite legen. Die Karotten in dünne Scheiben schneiden.
3. Das Kokosöl in einer Pfanne erhitzen, Möhren, Fenchel und Frühlingszwiebeln hineingeben und abraten. Den Knoblauch durch eine Presse dazugeben. Gut salzen und pfeffern.
4. Anschließend die Brühe sowie Sahne dazugeben und gut verrühren. Alles für etwa 4 Minuten köcheln lassen. Den Fisch in der Zwischenzeit in Stücke schneiden, mit Salz und Pfeffer würzen.
5. Zum Schluss den Fisch auf das Gemüse legen, die Pfanne verschließen und für 5 Minuten garen. Zum Servieren das zurückgelegte Frühlingszwiebelgrün hinzugeben.

Tipp: Das Rezept eignet sich gut für eine figurbewusste Ernährung. Es ist Low Carb, fett.- sowie kalorienarm, liefert dafür aber wichtige Proteine, Vitamine und Mineralstoffe.

36. Lammkoteletts mit Ziegenfrischkäse

Kalorien: 638 kcal | Fett: 46,7 g | Kohlenhydrate: 6,4 g | Eiweiß: 47,2 g

Zubereitungszeit: **25 min**
Portionen: **4**
Schwierigkeit: **leicht**

Zutaten:

- 4 Lammkoteletts
- Salz und weißer Pfeffer
- 2 EL Kokosöl
- 2 Knoblauchzehen
- 200 g Ziegenfrischkäse
- 1 Bund Petersilie
- 2 Rote Paprika

Zubereitung:

1. Die Lammkoteletts abspülen und trockentupfen. Anschließend salzen und pfeffern. Den Backofen auf 250 Grad vorheizen.
2. Das Öl in einer Pfanne mit hohem Rand erhitzen. Nun die Koteletts für etwa 4 Minuten braten. Dabei einmal wenden. Anschließend aus der Pfanne nehmen und beiseitestellen.
3. Den Knoblauch schälen und in Scheiben schneiden. Die Koteletts damit einreiben und die Scheiben anschließend auf das Fleisch legen.
4. Die Petersilie waschen und fein hacken. Anschließend mit dem Frischkäse sowie etwas Salz und Pfeffer verrühren.
5. Die Paprika waschen, vierteln, das Kerngehäuse entfernen und in eine ofenfeste Form geben. Zum Abschluss die Koteletts darauflegen, mit der Frischkäsemischung bestreichen und im Backofen etwa 5 Minuten backen.

Tipp: Ist kein Ziegenfrischkäse da, so kann auch zu Mozzarella gegriffen werden. Dafür eine Kugel in feine Würfel schneiden, mit den Kräutern vermischen und auf die Koteletts streuen.

37. Filetsteak mit Kartoffelspalten

Kalorien: 556 kcal | Fett: 31,3 g | Kohlenhydrate: 31,3 g | Eiweiß: 35,4 g

Zubereitungszeit: 30 min
Portionen: 2
Schwierigkeit: mittel

Zutaten:

- 2 frische Rinderfiletsteaks
- 3 EL Kokosöl
- 1 EL Butter
- 400 g Kartoffeln
- Salz und weißer Pfeffer
- Rosmarin, getrocknet
- Italienische Kräuter, getrocknet

Zubereitung:

1. Zu Beginn 2 Stücke Alufolie für die Filetsteaks bereitmachen. Den Backofen auf 200 Grad vorheizen.
2. Kartoffeln gründlich waschen und in Spalten schneiden. Auf einem Backblech ausbreiten, mit 2 EL Kokosöl, Salz und weißem Pfeffer sowie etwas Rosmarin und italienischen Kräutern vermischen. Für etwa 20 Minuten in den Ofen schieben.
3. In der Zwischenzeit die Steaks mit einem Küchenpapier trockentupfen und von beiden Seiten pfeffern. 1 EL Öl in einer Pfanne erhitzen und die Steaks für jeweils 1 Minuten von beiden Seiten kräftig anbraten. Nun die Hitze reduzieren.
4. Die Butter in der Pfanne zerlassen und die Steaks damit beträufeln. Noch einmal von beiden Seiten für etwa 2 Minuten braten. Dann die Steaks aus der Pfanne nehmen, in Alufolie einpacken und für etwa 2 Minuten dort ruhen lassen. Danach von beiden Seiten nochmals für etwa 1 Minute braten.
5. Wenn die Kartoffeln fertig sind, jeweils 1 Steak und die Kartoffelspalten miteinander servieren.

Tipp: Zu den Steaks und den Kartoffeln passt Kräuterbutter. Dafür Kräuter nach Wahl hacken, mit Butter, Salz, weißem Pfeffer und etwas Knoblauchpulver vermischen.

38. Schweinemedaillons überbacken

Kalorien: 522 kcal | Fett: 30,2 g | Kohlenhydrate: 20,1 g | Eiweiß: 39,4 g

Zubereitungszeit: **20 min**
Portionen: **2**
Schwierigkeit: **leicht**

Zutaten:

- 2 Scheiben Vollkorntoast
- 2 Schweinemedaillons
- 1 Apfel
- 2 EL Kokosöl
- 2 Scheiben Mozzarella
- Salz, weißer Pfeffer
- 2 Zweige Majoran

Zubereitung:

1. Die Schweinemedaillons gut abspülen und trockentupfen. Anschließend den Apfel schälen, vierteln, das Kerngehäuse entfernen und die Viertel in dünne Scheiben schneiden.
2. In einer beschichteten Pfanne das Öl erhitzen und die beiden Medaillons darin von beiden Seiten für etwa 3 Minuten abraten. Mit Salz und Pfeffer würzen und beiseitestellen.
3. Den Majoran abspülen, trockentupfen und fein hacken. Im Anschluss gemeinsam mit den Apfelspalten in den Fleischsud legen und für etwa 3 Minuten braten.
4. In der Zwischenzeit die Toastscheiben toasten und den Backofen auf 250 Grad vorheizen. Die Toastscheiben nun zunächst mit den Apfelspalten, den Medaillons und abschließend mit dem Käse belegen und für 5 Minuten in den Backofen geben.

Tipp: Auch mit Putenbrust schmeckt das Rezept sehr gut. Anstatt Mozzarella kann außerdem zu einer Scheibe jungen Gouda gegriffen werden.

39. Lammkeule mit Lauch

Kalorien: 582 kcal | Fett: 32,6 g | Kohlenhydrate: 14,1 g | Eiweiß: 24,9 g

Zubereitungszeit: **20 min**
Portionen: **2**
Schwierigkeit: **leicht**

Zutaten:

- 2 Stangen Lauch
- 2 Scheiben Lammkeule
- 3 EL Kokosöl
- Salz, weißer Pfeffer
- 250 ml Gemüsebrühe ohne Geschmacksverstärker und Hefeextrakt
- Etwas Zucker

Zubereitung:

1. Den Lauch putzen und in hauchdünne Ringe schneiden. In einer beschichteten Pfanne das Kokosöl erhitzen und die beiden Keulen von jeder Seite etwa 2 Minuten braten. Anschließend salzen, pfeffern und aus der Pfanne nehmen. Warmstellen.
2. Im noch heißen Bratfett die Lauchringe bei großer Hitze für etwa 2 Minuten dünsten. Danach ebenfalls warmstellen.
3. Nun die Gemüsebrühe in die Pfanne geben und bei großer Hitze auf die Hälfte reduzieren lassen. Mit Salz, dem weißen Pfeffer und etwas Zucker abschmecken und zu Fleisch und Lauch servieren.

Tipp: Als Beilage passt Reis oder Kartoffelpüree hervorragend.

40. Filetkombination mit Püree

Kalorien: 520 kcal | Fett: 20,6 g | Kohlenhydrate: 42,9 g | Eiweiß: 37,9 g

Zubereitungszeit: **30 min**
Portionen: **1**
Schwierigkeit: **leicht**

Zutaten:

- 200 g Schweinefilet
- 2 Hähnchenfilets
- 1 EL Kokosöl
- Salz und weißer Pfeffer
- 1 kg mehlig kochende Kartoffeln
- 100 g Rucola
- 1 Knoblauchzehe
- 250 ml Milch
- 25 g TK-Petersilie
- 2 EL Butter

Zubereitung:

1. Die Kartoffeln schälen, in kleine Würfel schneiden und in einem Topf mit Wasser 15 Minuten kochen.
2. In der Zwischenzeit das Fleisch waschen und trockentupfen. Das Öl in einer beschichteten Pfanne erhitzen und die Filets darin scharf anbraten. Im Anschluss mit Salz und Pfeffer würzen. Nun die Hitze reduzieren und für weitere 10 Minuten braten. Die Hähnchenfilets aus der Pfanne nehmen, warmhalten und das Schweinefilet weitere 10 Minuten braten.
3. Währenddessen den Rucola putzen und grob hacken. Den Knoblauch schälen. Die Milch in einem zweiten Topf erhitzen.
4. Die Kartoffeln nach der Kochzeit abgießen und stampfen. Die Milch dazugeben, bis ein cremiges Püree entstanden ist. Zum Schluss Rucola, Petersilie und Butter dazugeben. Den Knoblauch dazu pressen und mit Salz und Pfeffer abschmecken.
5. Das Fleisch in Scheiben schneiden und mit dem Kartoffelpüree servieren.

Tipp: Auch mit Rinderfilet schmeckt das Gericht sehr gut. Dieses benötigt jedoch ein wenig mehr Aufmerksamkeit, um den gewünschten Gargrad zu erreichen.

41. Brokkolipfanne mit Rindfleisch

Kalorien: 506 kcal | Fett: 12,9 g | Kohlenhydrate: 14,5 g | Eiweiß: 67,7 g

Zubereitungszeit: **20 min**
Portionen: **2**
Schwierigkeit: **leicht**

Zutaten:

- 500 g Rindfleisch
- 700 g Brokkoli
- 1 Rote Zwiebel
- 2 Knoblauchzehen
- 5 g Ingwer
- 2 EL Kokosöl
- 1 EL Sesamkörner
- Salz und weißer Pfeffer
- Kreuzkümmel

Zubereitung:

1. Brokkoli waschen und in kleine Röschen schneiden. Für etwa 5 Minuten in kochendem Salzwasser blanchieren, dann abschütten.
2. Anschließend das Rindfleisch in kleine Stücke schneiden. Zwiebel, Knoblauch und Ingwer schälen und fein hacken.
3. Das Kokosöl in einer Pfanne erhitzen und Ingwer, Zwiebel und Knoblauch darin andünsten. Nun das Rindfleisch hinzugeben und für etwa 4 Minuten braten.
4. Den Brokkoli hinzugeben, gut durchrühren und alles gemeinsam köcheln lassen.
5. Zu guter Letzt mit Salz, Pfeffer und Kreuzkümmel abschmecken. Zum Servieren mit den Sesamkörnern anrichten.

Tipp: Das Gemüse kann nach Belieben erweitert werden. Karotten oder Paprika geben dem Gericht zusätzlichen Geschmack.

42. Hähnchencurry

Kalorien: 259 kcal | Fett: 8,1 g | Kohlenhydrate: 13,4 g | Eiweiß: 29,8 g

Zubereitungszeit: **20 min**
Portionen: **4**
Schwierigkeit: **leicht**

Zutaten:

- 500 g Hähnchenbrustfilet
- 500 g Lauch
- 400 g Möhren
- 1 TL Zucker
- 2 EL Kokosöl
- Salz und schwarzer Pfeffer
- Kurkuma
- Kreuzkümmel
- 1 Bund Koriander

Zubereitung:

1. Die Hähnchenbrust in feine Streifen schneiden. Den Lauch putzen, der Länge nach halbieren und feine Ringe schneiden. Die Möhren schälen und in feine Scheiben schneiden.
2. Den Zucker mit 1 EL Öl vermischen. Anschließend den zweiten EL Öl in einer beschichteten Pfanne erhitzen, Lauch und Möhren darin für etwa 3 Minuten anbraten, danach aus der Pfanne nehmen.
3. In die gleiche Pfanne das Öl-Zucker-Gemisch geben, die Hähnchenbrust hinzugeben und ebenfalls für etwa 3 Minuten braten. Anschließend das Gemüse hinzugeben, mit Salz, Pfeffer, Kurkuma und Kreuzkümmel würzen.
4. Zu guter Letzt den Koriander waschen, fein hacken und zu dem Curry geben.

Tipp: Wem das Curry zu trocken ist, kann noch etwas Brühe (ohne Geschmacksverstärker und Hefeextrakt), Sahne oder Kokosmilch hinzugeben.

43. Bärlauchsteak mit Spargel

Kalorien: 479 kcal | Fett: 32,6 g | Kohlenhydrate: 6,4 g | Eiweiß: 17,1 g

Zubereitungszeit: **25 min**
Portionen: **2**
Schwierigkeit: **leicht**

Zutaten:

- 300 g Rinderhüfte
- 40 g frischer Bärlauch
- 3 EL Kokosöl
- 4 Mandeln
- 500 g grüner Spargel
- Salz und weißer Pfeffer

Zubereitung:

1. Für die Bärlauchcreme den Bärlauch waschen, trockentupfen und fein hacken. Die Mandeln ebenfalls fein hacken und mit dem Bärlauch und 1 EL Öl vermischen. Salzen und pfeffern und beiseitestellen.
2. Anschließend den Backofen auf 200 Grad vorheizen. Spargel waschen und die holzigen Enden abschneiden. 1 EL Kokosöl in der Pfanne erhitzen, den Spargel hinzugeben und unter Rühren für 2-3 Minuten anbraten. Anschließend die Hitze reduzieren und für einige Minuten weiterbraten.
3. In einer zweiten Pfanne 1 EL Kokosöl erhitzen, das Steak hineingeben und für 2 Minuten von beiden Seiten scharf anbraten. Aus der Pfanne nehmen und auf ein Backblech legen. Mit Salz und Pfeffer würzen und mit der Bärlauchpaste bestreichen.
4. Für 3 Minuten in den Ofen geben, anschließend die Hitze auf 160 Grad reduzieren und weitere 3 Minuten im Backofen lassen. Danach sofort rausholen und servieren.

Tipp: Wenn Spargel keine Saison hat, kann dieser mit Gemüse nach Wahl ausgetauscht werden. Brokkoli oder Blumenkohl schmeckt sehr gut zum Steak. Eine Kartoffelbeilage eignet sich ebenfalls hervorragend.

44. Süßkartoffel aus dem Ofen

Kalorien: 455 kcal | Fett: 21,6 g | Kohlenhydrate: 56 g | Eiweiß: 9 g

Zubereitungszeit: **20 min, 50 min Backzeit**
Portionen: **1**
Schwierigkeit: **leicht**

Zutaten:

- 1 Süßkartoffel
- 50 g Ziegenfrischkäse
- ½ Rote Paprika
- ¼ Zucchini
- ½ Schalotte
- 1 EL Kokosöl
- Salz und weißer Pfeffer
- Paprikapulver, edelsüß

Zubereitung:

1. Zunächst die Süßkartoffel gut waschen, anschließend halbieren und auf ein mit Backpapier ausgelegtem Backblech legen. Den Ofen auf 180 Grad stellen und die Süßkartoffel für etwa 50 Minuten backen, bis sie weich ist.

2. Die Schalotte schälen, Paprika und Zucchini waschen. Die Paprika vierteln, das Kerngehäuse entfernen und würfeln. Die Schalotte und Zucchini ebenfalls würfeln.

3. Nun in einer Pfanne das Öl erhitzen und die Schalotte darin glasig dünsten. Im Anschluss Paprika und Zucchini hinzugeben und anbraten. Alles mit Salz, Pfeffer und dem Paprikapulver abschmecken.

4. Wenn die Süßkartoffel fertig ist, diese aus dem Ofen nehmen, kurz auskühlen lassen und einen Teil des Inneren mit einem Löffel lösen. Mit dem restlichen Gemüse sowie dem Frischkäse gut vermengen und zu guter Letzt wieder in die Süßkartoffel geben.

Tipp: Auch eine süße Füllung ist möglich. Dafür das Innere der Süßkartoffel mit Mandel- oder Macadamiamus vermengen, leicht süßen und wieder in die Süßkartoffel füllen. Mit Brombeeren oder Heidelbeeren garnieren.

45. Brokkoli-Omelette

Kalorien: 359 kcal | Fett: 21,6 g | Kohlenhydrate: 10,7 g | Eiweiß: 27,6 g

Zubereitungszeit: **20 min**
Portionen: **2**
Schwierigkeit: **leicht**

Zutaten:

- 500 g Brokkoli
- 4 Eier
- 50 ml Milch (1,5 % Fett)
- 1 EL Kokosöl
- 50 g Frischkäse, light
- Salz und weißer Pfeffer
- Kreuzkümmel

Zubereitung:

1. Den Brokkoli waschen und in kleine Röschen schneiden. In kochendem Salzwasser für etwa 5 Minuten kochen, anschließend abschütten.
2. Inzwischen die Eier mit der Milch, Salz und Pfeffer sowie dem Kreuzkümmel verquirlen.
3. Anschließend das Öl in einer beschichteten Pfanne erhitzen. Den Brokkoli hineingeben und für 1-2 Minuten braten. Die Eiermilch hinzugeben und den Frischkäse darauf verteilen. Die Pfanne mit einem Deckel verschließen und für etwa 4 Minuten bei mittlerer Hitze stocken lassen. Zu guter Letzt halbieren und servieren.

Tipp: Das Gericht schmeckt auch mit Paprika, Blumenkohl oder anderem Gemüse nach Wahl. Dieses ebenfalls zunächst kurz in der Pfanne anbraten und dann mit der Ei-Milchmischung wie gewohnt verfahren.

Snacks

Hin und wieder gehört Naschen einfach dazu. Es steigert das Wohlbefinden und versorgt uns mit neuer Energie. Doch gerade bei verarbeiteten Süßigkeiten und Snacks ist Vorsicht geboten. Es können Fallen lauern, die insbesondere bei Histaminintoleranz zum Problem werden können. „Kann Spuren von Nüssen enthalten", liest man immer wieder auf Verpackungen und übersieht schnell, dass sich auch in der Zutatenliste der Snacks Inhaltsstoffe verstecken, die zu viel Histamin enthalten und zum Problem werden können. Die bessere Alternative ist daher auf jeden Fall das Selbermachen. Dadurch wissen Sie nicht nur genau, welche Zutaten der Snack beinhaltet, sondern bekommen in der Regel auch noch eine gesündere Alternative zu den herkömmlichen Naschereien. Wir zeigen Ihnen im Folgenden, wie Sie trotz Histamininunverträglichkeit Ihrem süßen oder salzigen Zahn zum nachmittäglichen Snacken nachkommen können. Denn eine kleine, leckere Zwischenmahlzeit hat noch niemandem geschadet.

46. Karamell-Popcorn

Kalorien: 336 kcal | Fett: 17,6 g | Kohlenhydrate: 41,4 g | Eiweiß: 2,4 g

Zubereitungszeit: **20 min**
Portionen: **1**
Schwierigkeit: **leicht**

Zutaten:

- 20 g Butter
- 20 g brauner Zucker
- 1 TL Zuckerrübensirup
- 25 g Popcornmais

Zubereitung:

1. Die Butter mit dem Zucker und dem Sirup in einem Topf erhitzen und unter ständigem Rühren für 2 Minuten kochen.
2. Die Maiskörner in einen Topf geben und diesen mit einem Deckel gut schließen. Den Herd auf die mittlere Stufe stellen. Beginnen die Körner damit, aufzupoppen, muss die Hitze reduziert werden.
3. Wenn das Aufpoppen der Körner weniger wird, den Topf vom Herd nehmen und 5 Minuten warten. Nun die Karamellsoße über das Popcorn gießen und gut vermengen.
4. Backpapier auf ein Backblech legen und das Popcorn darauf verteilen. Wenn es ausgekühlt ist, kann es serviert werden.

Tipp: Wer auf seine schlanke Linie achtet, kann die Karamellsoße weglassen und das Popcorn pur genießen.

47. Crostini mit Zucchini

Kalorien: 75 kcal | Fett: 0,4 g | Kohlenhydrate: 14,2 g | Eiweiß: 2,6 g

Zubereitungszeit: 20 min
Portionen: 3
Schwierigkeit: leicht

Zutaten:

- ½ Zucchini
- 1 TL Salz
- ¼ Apfel
- Etwas Petersilie
- Etwas Basilikum
- 1 Frühlingszwiebel
- 3 Scheiben Baguette
- 1 Knoblauchzehe

Zubereitung:

1. Die Zucchini hobeln und den Abrieb auf einem Geschirrtuch verteilen. Das Salz darüber geben und für 5 Minuten ziehen lassen.
2. In der Zwischenzeit den Apfel schälen und ebenfalls reiben, die Frühlingszwiebel sowie Petersilie und Basilikum waschen und fein hacken.
3. Im Anschluss mit dem Geschirrtuch die Flüssigkeit aus den Zucchinihobeln auspressen. Die Masse in eine Schüssel geben und mit dem Apfel, der Petersilie, Basilikum und Frühlingszwiebeln mischen.
4. Die Brotscheiben in einer beschichteten Pfanne von beiden Seiten leicht rösten. Den Knoblauch in der Mitte durchschneiden und das Brot damit einreiben.
5. Zu guter Letzt die Zucchinimischung auf dem Brot verteilen und servieren.

Tipp: Für noch mehr italienisches Flair können die Brote mit etwas Kokosöl beträufelt werden. Etwas weißer Pfeffer sorgt außerdem für zusätzliche Würze.

48. Pikante Möhrenmuffins

Kalorien: 157 kcal | Fett: 14,4 g | Kohlenhydrate: 21,4 g | Eiweiß: 5,9 g

Zubereitungszeit: **20 min, 25 min Backzeit**
Portionen: **12**
Schwierigkeit: **leicht**

Zutaten:

- 4 Karotten
- 30 g Butter
- Salz
- 300 g Dinkelmehl
- 2 Pkg. Weinsteinbackpulver
- 3 Eier
- 10 ml Kokosöl
- 150 ml Milch (1,5 % Fett)
- 1 TL getrockneter Kümmel

Zubereitung:

1. Den Backofen zunächst auf 180 Grad vorheizen. Die Möhren schälen und eine Möhre fein reiben. 30 g Butter erhitzen und die Möhrenraspeln bei reduzierter Hitze für etwa 5 Minuten braten. Anschließend abkühlen lassen.

2. Die restlichen Möhren in dünne Scheiben schneiden und für 10 Minuten in kochendem Wasser garen.

3. In der Zwischenzeit Mehl, Backpulver sowie etwas Salz miteinander mischen. In einer zweiten Schüssel Eier mit dem Öl, der Milch sowie dem Kümmel verquirlen. Geriebene sowie die Möhrenscheiben dazugeben und untermischen.

4. Nun die flüssigen mit den trockenen Zutaten mischen und den Teig auf 12 Muffinförmchen verteilen. Für 25 Minuten im Backofen backen.

Tipp: Wer keinen Kümmel mag, kann diesen auch weglassen und den Teig stattdessen mit etwas weißem Pfeffer verfeinern.

49. Fitnessquark mit Leinöl

Kalorien: 198 kcal | Fett: 6,5 g | Kohlenhydrate: 10,5 g | Eiweiß: 18,2 g

Zubereitungszeit: **10 min**
Portionen: **2**
Schwierigkeit: **leicht**

Zutaten:

- 250 g Magerquark
- 1 EL Leinöl
- ¼ Gurke
- 1 Möhre
- 1 TL Leinsamen
- 1 EL Kürbiskerne
- Salz und weißer Pfeffer

Zubereitung:

1. Die Gurke waschen und die Möhre schälen. Beides fein würfeln.
2. Den Quark mit Gurke, Möhre und allen anderen Zutaten verrühren. Nach Belieben mit Kräutern garnieren.

Tipp: Der Quark schmeckt pur sehr gut und ist ein gesunder Snack. Auch zu Kartoffelgerichten passt er hervorragend.

50. Schnittlauchbrezel

Kalorien: 323 kcal | Fett: 8 g | Kohlenhydrate: 51 g | Eiweiß: 9,3 g

Zubereitungszeit: **5 min**
Portionen: **1**
Schwierigkeit: **leicht**

Zutaten:

- 1 Brezel
- 20 g Frischkäse, Doppelrahmstufe
- 1 EL Schnittlauchröllchen

Zubereitung:

1. Die Brezel aufschneiden und mit dem Frischkäse bestreichen. Die Schnittlauchröllchen darauf verteilen und wieder zuklappen.

Tipp: Der Snack ist sehr schnell zubereitet. Nach Belieben kann der Frischkäse noch mit Salz und weißem Pfeffer gewürzt werden.

51. Pizzarollen

Kalorien: 253 kcal | Fett: 17 g | Kohlenhydrate: 23 g | Eiweiß: 25,9 g

Zubereitungszeit: 20 min
Portionen: 4
Schwierigkeit: leicht

Zutaten:

- 100 g junger Gouda
- 100 g Kochschinken
- ½ Pkg. Pizzateig

Zubereitung:

1. Den Backofen auf 220 Grad vorheizen und ein Backblech mit Backpapier auslegen.
2. Den Pizzateig ausrollen und mit dem Käse sowie dem Schinken belegen. Es sollte keine trockene Stelle mehr vorhanden sein.
3. Nun den Teig vorsichtig einrollen und kleine Stücke davon abschneiden. Auf dem Backblech auslegen und für 15 Minuten in den Ofen schieben.

Tipp: Zu den Rollen passt beispielsweise ein Frischkäsedip. Dafür Frischkäse mit Kräutern nach Wahl vermischen und mit Salz und Pfeffer würzen.

52. Maronenkugel

Kalorien: 156 kcal | Fett: 5,9 g | Kohlenhydrate: 21,2 g | Eiweiß: 2,1 g

Zubereitungszeit: **45 min, davon ca. 20 Minuten Backzeit**
Portionen: **2**
Schwierigkeit: **leicht**

Zutaten:

- 100 g Maronen
- 50 ml Kokosmilch
- 1 TL Vanilleextrakt

Zubereitung:

1. Den Ofen auf 180 Grad vorheizen. Mit einem Messer auf der flachen Seite der Maronen ein X einritzen.
2. Nun etwas Wasser auf ein Backblech geben und die Maroni darauf verteilen. Für etwa 15-20 Minuten in den Backofen geben, bis die Schale aufplatzt. Nun die Maroni schälen.
3. In einem Topf die Kokosmilch erhitzen und die Maroni hinzufügen. Für etwa 15 Minuten köcheln lassen.
4. Im Anschluss das Gemisch in einen Mixer geben, das Vanilleextrakt hinzugeben und gut pürieren. Zu guter Letzt runde Kugeln aus der Masse formen.

Tipp: Die Kugeln können zur schöneren Optik mit Kokosraspeln garniert werden. Dafür eine Schüssel mit Kokosraspeln bereitstellen und jede Kugel darin wenden.

53. Gesunde Pastinakenchips

Kalorien: 211 kcal | Fett: 10 g | Kohlenhydrate: 24,2 g | Eiweiß: 2,6 g

Zubereitungszeit: **30 min, davon 20 Minuten Backzeit**
Portionen: **2**
Schwierigkeit: **leicht**

Zutaten:

- 4 Pastinaken
- 2 EL Kokosöl
- Salz und weißer Pfeffer

Zubereitung:

1. Den Backofen auf 200 Grad vorheizen. Die Pastinaken schälen und in dünne Streifen schneiden.
2. In einer beschichteten Pfanne das Öl schmelzen lassen und die Pastinaken hinzugeben. Gut miteinander mischen. Mit Salz und Pfeffer und nach Belieben mit weiteren Gewürzen abschmecken.
3. Ein Backblech mit Backpapier auslegen und die Chips darauf verteilen, sodass sie nicht überlappen. Für 20 Minuten in den Ofen geben und nach der Hälfte der Zeit einmal wenden.

Tipp: Die Chips lassen sich mit anderem Gemüse zubereiten. Möhren- oder Rote-Bete-Chips sind ähnlich in der Zubereitung und schmecken auch sehr lecker.

54. Gummibärchen

Kalorien: 125 kcal | Fett: 0,7 g | Kohlenhydrate: 18,8 g | Eiweiß: 9,7 g

Zubereitungszeit: **15 min, 8 Stunden Kühlzeit**
Portionen: **1**
Schwierigkeit: **leicht**

Zutaten:

- 100 ml Wasser
- 60 g Beeren nach Wahl, z.B. Brombeeren
- 1 EL Honig
- 1 EL Gelatine (Pulver)

Zubereitung:

1. Die Beeren in einem Topf mit 80 ml Wasser aufkochen, bis sie eingekocht sind. Anschließend den Honig hinzufügen und gut verrühren.
2. Die Gelatine im restlichen Wasser unter Rühren auflösen.
3. Die Beeren gut pürieren, bis keine Stücke mehr vorhanden sind. Anschließend die Gelatine einrühren.
4. Nun die Masse in eine Form nach Wahl geben (z.B. Bärchenform) und über Nacht in den Kühlschrank stellen.

Tipp: Die Gummibärchen funktionieren auch in anderen Geschmacksrichtungen wie beispielsweise Mango, Kirsche oder Pfirsich. Wer es noch süßer mag, gibt mehr Honig oder ein anderes Süßungsmittel hinzu.

55. Paprikasnack

Kalorien: 183 kcal | Fett: 11,6 g | Kohlenhydrate: 11,6 g | Eiweiß: 4,8 g

Zubereitungszeit: **25 min**
Portionen: **1**
Schwierigkeit: **leicht**

Zutaten:

- 4 kleine Paprikaschoten
- 50 g Frischkäse, Doppelrahmstufe
- Ein paar Blätter Petersilie
- ½ TL Schnittlauchröllchen
- Salz und weißer Pfeffer
- Paprikapulver, edelsüß
- ½ TL Puderzucker

Zubereitung:

1. Paprikaschoten waschen, den Deckel abschneiden und die Kerne entfernen. Für etwa 20 Minuten dünsten. Anschließend in kaltem Wasser abschrecken und auf ein Küchentuch legen.
2. Für die Füllung in der Zwischenzeit die Petersilie waschen und hacken und mit dem Frischkäse, den Schnittlauchröllchen, Salz, Pfeffer, dem Paprikapulver und dem Puderzucker gut verrühren.
3. Anschließend vorsichtig in die Paprikaschoten füllen. Dies geht am besten mit einem Spritzbeutel oder einem Löffel. Bis zum Verzehr kaltstellen.

Tipp: Wer keinen Dünsteinsatz für Töpfe besitzt, kann die Paprika auch in ein Sieb legen und dieses auf das Wasserbad stellen.

56. Leichter Snack mit Gurken und Hüttenkäse

Kalorien: 140 kcal | Fett: 4,8 g | Kohlenhydrate: 9,7 g | Eiweiß: 14,1 g

Zubereitungszeit: 5 min
Portionen: 1
Schwierigkeit: leicht

Zutaten:

- ½ Salatgurke
- 100 g Hüttenkäse
- Salz und weißer Pfeffer
- Dill, frisch oder getrocknet
- Frischer Schnittlauch

Zubereitung:

1. Die Gurke waschen, nach Belieben schälen und in Scheiben schneiden.
2. Den Hüttenkäse mit dem Salz und Pfeffer würzen, den Dill sowie Schnittlauch unterrühren. Auf den Gurkenscheiben anrichten.

Tipp: Dies ist ein sehr leichter Snack. Mit weiterem Gemüse wie Karotten oder Paprikasticks wird er noch bunter.

57. Blätterteigröllchen

Kalorien: 218 kcal | Fett: 13,6 g | Kohlenhydrate: 13,6 g | Eiweiß: 10 g

Zubereitungszeit: 25 min, davon 15 Minuten Backzeit
Portionen: 4
Schwierigkeit: leicht

Zutaten:

- ½ Rolle Blätterteig (140 g)
- 50 g Mozzarella
- 3 Scheiben Kochschinken
- 1 Eigelb

Zubereitung:

1. Den Teig etwa 10 Minuten vor der Zubereitung aus dem Kühlschrank nehmen. Den Mozzarella fein würfeln und den Backofen auf 170 Grad vorheizen.
2. Ein Backblech mit Backpapier auslegen. Den Blätterteig darauf ausrollen. Mozzarella sowie den Kochschinken darauf verteilen, sodass kein unbelegtes Stück bleibt.
3. Nun den belegten Teig vorsichtig einrollen und 4 Stücke daraus schneiden. Zu guter Letzt das Eigelb mit etwas Wasser verrühren und auf dem Teig verstreichen. Im heißen Ofen für etwa 15 Minuten backen.

Tipp: Mozzarella und Kochschinken können auch nach Belieben ausgetauscht werden. Zu den Röllchen passt ein leckerer Dip. Siehe dafür auch Kapitel „Aufstriche und Soßen“.

58. Kokosbällchen

Kalorien: 199 kcal | Fett: 11 g | Kohlenhydrate: 22 g | Eiweiß: 2,7 g

Zubereitungszeit: **15 min**
Portionen: **6**
Schwierigkeit: **leicht**

Zutaten:

- 90 g Zucker
- 25 g Butter
- 40 ml Milch
- 60 g Haferflocken
- 1 EL Leinsamen
- 60 g Kokosraspeln

Zubereitung:

1. Zunächst die Butter schmelzen lassen. Anschließend mit allen Zutaten, außer 30 g Kokosraspeln, in einen Mixer geben und gut pürieren.
2. Aus dem Teig Kugeln formen. Die beiseite gestellten Kokosraspel in eine Schüssel geben und die Kokosbällchen darin wenden.

Tipp: Die Masse genügt für etwa 6 Bällchen. Sie sind ein guter Energielieferant und eignen sich beispielsweise optimal für den Verzehr vor dem Sport.

59. Süße Quarkteilchen

Kalorien: 516 kcal | Fett: 35,7 g | Kohlenhydrate: 38,5 g | Eiweiß: 10,5 g

Zubereitungszeit: **30 min, 30 min Ruhezeit**
Portionen: **3**
Schwierigkeit: **leicht**

Zutaten:

- 125 g Weizenmehl
- 125 g Magerquark
- 125 g Butter
- 1 Prise Salz
- 80 g Heidelbeeren
- 80 g Brombeeren
- 1 EL Honig

Zubereitung:

1. Zunächst Mehl, Quark, Butter und Salz miteinander vermischen. Anschließend für 30 Minuten im Kühlschrank ruhen lassen.
2. In der Zwischenzeit die Brombeeren mit den Heidelbeeren und dem Honig glatt pürieren und den Backofen auf 200 Grad vorheizen. Anschließend den Teig aus dem Kühlschrank nehmen und ca. 3 mm dick ausrollen. In beliebig große Quadrate schneiden.
3. Einen Klecks des Beerenpürees in die Mitte setzen, danach jede Ecke des Quadrats in die Mitte einklappen und vorsichtig festdrücken, damit das Mus nicht herausläuft.
4. Die Teilchen auf ein mit Backpapier ausgelegtes Backblech geben und für etwa 20 Minuten in den Ofen schieben.

Tipp: Die Quarkteilchen können auch herzhaft mit Schinken und Käse belegt werden. Wer sich doch für die süße Variante entscheidet, kann sie nach dem Backen mit Puderzucker bestäuben.

60. Müsliriegel

Kalorien: 113 kcal | Fett: 4,2 g | Kohlenhydrate: 16,8 g | Eiweiß: 5,4 g

Zubereitungszeit: **10 min, 30 min Backzeit**
Portionen: **4**
Schwierigkeit: **leicht**

Zutaten:

- 25 g Mandeln
- 1 Apfel
- 25 g Dinkelmehl
- 25 g Haferflocken
- 1 EL Ahornsirup

Zubereitung:

1. Den Backofen auf 180 Grad vorheizen. Den Apfel waschen, vierteln, das Kerngehäuse entfernen und die Frucht fein raspeln. Die Mandeln fein hacken. Apfel und Mandeln mit den restlichen Zutaten verrühren.
2. Backpapier auf einem Backblech auslegen und die Masse darauf geben. So verstreichen, dass eine ca. 1cm dicke Schicht entsteht. Für etwa 30 Minuten backen.
3. Nach der Backzeit aus dem Ofen nehmen und im noch warmen Zustand in 4 Riegel schneiden.

Tipp: Luftdicht und kühl verpackt halten sich die Riegel etwa 2 Wochen. Die Zutaten können variiert werden. Es können beispielsweise Trockenfrüchte hinzugegeben werden und die Mandeln können mit Kernen ersetzt werden.

Desserts

Für Viele gehört es zum Abschluss eines Mahls einfach dazu: Das Dessert. Es stillt unsere Gelüste nach Süßem und schließt eine ausgewogene Mahlzeit ab. Doch bei einer Histaminunverträglichkeit sind viele Schleckereien leider nicht erlaubt, denn insbesondere kakaohaltige Speisen müssen in jedem Fall gemieden werden. Zwar ist der Körper darüber gar nicht einmal so unglücklich - denn zu viel Süßes ist bekanntlich sowieso nicht gesund. Doch trotzdem kommt hin und wieder nach einer herzhaften Mahlzeit oder zur nachmittäglichen Tasse Tee das Verlangen nach etwas Süßem auf. Damit Sie sich trotzdem ab und an mit etwas Süßem Verwöhnen können, haben wir 15 Rezepte zusammengestellt, bei denen Sie zuschlagen können ohne Angst davor haben zu müssen, dass sie zu viel Histamin enthalten oder den Histaminspiegel negativ beeinflussen. Wir zeigen Ihnen, dass ein histaminarmer Nachtisch lecker sein kann und im Nu zubereitet ist. Viel Vergnügen mit den süßen Versuchungen.

61. Kleiner Baskischer Kuchen

Kalorien: 338 kcal | Fett: 14,9 g | Kohlenhydrate: 46,4 g | Eiweiß: 4,6 g

Zubereitungszeit: **25 min, 1 Stunde Ruhezeit, 30 Minuten Backzeit**
Portionen: **8**
Schwierigkeit: **leicht**

Zutaten:

- 255 g Weizenmehl
- 125 g brauner Zucker
- 1 Prise Salz
- 1 Ei
- 125 g Butter, Zimmertemperatur
- 150 g Kirschkonfitüre
- 1 Eigelb zum Bestreichen

Zubereitung:

1. In das Mehl eine Mulde drücken, diese mit Zucker, Salz sowie dem Ei füllen. Auf dem Mehlrand die Butter in Flöckchen verteilen. Den Teig nun vom Rand aus vorsichtig kneten, bis er geschmeidig ist. Anschließend für eine Stunde kaltstellen.
2. Nach der Wartezeit den Backofen auf 200 Grad vorheizen und eine kleine Springform von 20 cm Durchmesser einfetten. Den Teig auf einer bemehlten Arbeitsfläche nochmals durchkneten, danach 1/3 wegnehmen und den Rest gut ausrollen, bis er etwas größer als die Form ist. Nun den Teig in die Form legen und einen niedrigen Rand aufstellen. Auf den Teig die Konfitüre streichen.
3. Den restlichen Teig ausrollen und auf die Konfitüre legen. Die Oberfläche mehrmals mit einer Gabel einstechen und mit dem Eigelb bestreichen. Für ca. 30 Minuten in den Ofen geben.

Tipp: Die Kirschkonfitüre kann auch mit einer anderen Fruchtkonfitüre ausgetauscht werden. Aprikose oder Pfirsich passt ebenfalls hervorragend.

62. Grießpudding mit Beerenpüree

Kalorien: 243 kcal | Fett: 5,2 g | Kohlenhydrate: 35,7 g | Eiweiß: 13,3 g

Zubereitungszeit: **20 min**
Portionen: **4**
Schwierigkeit: **mittel**

Zutaten:

- 4 EL Zucker
- 500 ml Milch (1,5 % Fett)
- 1 Päckchen Vanillezucker
- Salz
- 50 g Dinkelgrieß
- 2 Eier
- 250 g Heidelbeeren

Zubereitung:

1. Die Milch, den Vanillezucker, Salz und 3 EL Zucker zum Kochen bringen. Den Grieß unterrühren und etwa 5 Minuten quellen lassen.
2. Die beiden Eier trennen und das Eigelb dem Grieß hinzufügen. Anschließend gut verrühren. Dann den Topf vom Herz nehmen. Das Eiweiß steifschlagen und vorsichtig unter den mittlerweile erkalteten Grießbrei mischen. Kaltstellen.
3. Die Blaubeeren mit einem Esslöffel Zucker mischen und glatt pürieren. Anschließend auf dem Grießpudding verteilen.

Tipp: Anstatt Blaubeeren eignet sich auch ein Mus aus anderen Früchten wie beispielsweise Kirschen oder Aprikosen.

63. Pfannkuchen mit Kirschen

Kalorien: 498 kcal | Fett: 15,6 g | Kohlenhydrate: 68,1 g | Eiweiß: 14,3 g

Zubereitungszeit: 30 min
Portionen: 4
Schwierigkeit: mittel

Zutaten:

- 150 g Weizenmehl
- 250 ml Milch (1,5 % Fett)
- 5 Eier
- 100 g Zucker
- Salz
- 400 g Kirschen
- 4 EL Butter

Zubereitung:

1. Die Kirschen waschen, entsteinen und halbieren.
2. Das Mehl mit 100 ml Milch verrühren. Eier, 60 g Zucker sowie eine Prise Salz hinzugeben. Anschließend die restliche Milch dazugeben. Der Teig sollte nun dickflüssig sein, ansonsten noch etwas Mehl oder Milch für die passende Konsistenz hinzufügen.
3. 1 EL Butter in einer Pfanne schmelzen, 10 g Zucker einstreuen und karamellisieren lassen. 100 g Kirschen hinzugeben und kurz andünsten. Im Anschluss mit ¼ des Teiges die Kirschen bedecken. Den Pfannkuchen nun für etwa 2 Minuten in der Pfanne backen. Anschließen den Teigfladen mithilfe eines Tellers wenden und nochmals für 2 Minuten backen.
4. Den Vorgang 4-mal wiederholen, bis Kirschen und Teig aufgebraucht sind.

Tipp: Anstatt Kirschen können auch Äpfel verwendet werden. Diese werden zu dünnen Scheiben geschnitten, fächerartig in die Pfanne mit dem karamellisierten Zucker gelegt und ebenso wie die Kirschen mit dem Teig übergossen.

64. Mohnmuffins

Kalorien: 280 kcal | Fett: 14,7 g | Kohlenhydrate: 23,8 g | Eiweiß: 8,8 g

Zubereitungszeit: **15 min, 20 min Backzeit**
Portionen: **12**
Schwierigkeit: **leicht**

Zutaten:

- 240 g Weizenmehl
- 2 TL Weinsteinbackpulver
- ½ TL Salz
- 90 g Zucker
- 2 Eier
- 60 ml Kokosöl
- 125 ml Milch (1,5 % Fett)
- 250 g Mohn

Zubereitung:

1. Zunächst den Backofen auf 180 Grad vorheizen. In einer Schüssel das Mehl mit dem Backpulver, Salz und Zucker mischen.
2. In einer zweiten Schüssel Eier, Öl und Milch miteinander verrühren. Anschließend die Mehlmischung dazugeben und gut verrühren.
3. 125 g Mohn dazugeben und unter den Teig rühren. Nun die Hälfte des Teigs auf die Muffinförmchen verteilen. Jeweils 1 Löffel des restlichen Mohns darauf geben und den noch übrigen Teig auf die Förmchen verteilen. In den Ofen schieben und für 20 Minuten backen.

Tipp: Der Teig kann nach Belieben zusätzlich mit Vanillearoma verfeinert werden. Wer es besonders süß mag, kann die Muffins zusätzlich mit Hagelzucker bestreuen.

65. Apfeldessert

Kalorien: 310 kcal | Fett: 17,9 g | Kohlenhydrate: 30,3 g | Eiweiß: 5,9 g

Zubereitungszeit: 20 min, 30 min Backzeit
Portionen: 4
Schwierigkeit: leicht

Zutaten:

- 4 Äpfel
- 2 Eier
- 3 EL brauner Zucker
- 1 EL naturtrüber Apfelsaft
- 75 g Schlagsahne
- 1 Pkg. Vanillezucker

Zubereitung:

1. Den Backofen auf 180 Grad vorheizen. Die Äpfel schälen, vierteln, das Kerngehäuse entfernen und raspeln. Die Eier trennen. In einer Schüssel das Eigelb mit dem Zucker schaumig rühren. Den Apfelsaft sowie die Sahne dazugeben und alles gut verrühren. Im Anschluss das Eiweiß mit dem Vanillezucker steifschlagen.
2. Die Äpfel nun unter die Eigelb-Sahnemischung rühren und den Eischnee zum Schluss unterheben. In eine große Auflaufform oder vier kleine Förmchen füllen und für etwa 30 Minuten backen. Am besten lauwarm servieren.

Tipp: Besonders schön ist es, wenn man den fertigen Auflauf mit etwas Puderzucker bestäubt. Zusätzlich gibt der Puderzucker zusätzliche Süße.

66. Mohneis mit Kirschsoße

Kalorien: 290 kcal | Fett: 18,1 g | Kohlenhydrate: 21,8 g | Eiweiß: 8,7 g

Zubereitungszeit: **50 min, mind. 8 Stunden Kühlzeit**
Portionen: **4**
Schwierigkeit: **schwer**

Zutaten:

- 50 g Mohn
- 125 ml Milch (1,5 % Fett)
- 1 Ei
- 2 Eigelb
- 60 g Zucker
- 100 ml Schlagsahne
- ½ Glas Sauerkirschen

Zubereitung:

1. Die Milch zum Kochen bringen, vom Herd nehmen und den Mohn einstreuen. Zehn Minuten quellen lassen.
2. Das Ei sowie die Eigelbe im Wasserbad unter dauerhaftem Rühren schaumig schlagen. Dabei den Zucker nach und nach einrieseln lassen. Zum Schluss den Mohn unterrühren.
3. Die Mischung aus dem heißen Wasserbad nehmen und im kalten Wasserbad weiterschlagen, bis die Masse abgekühlt ist. Anschließend die Sahne steif schlagen und unter die Eier-Mohnmischung ziehen.
4. Das Eis nun über Nacht in den Gefrierschrank stellen und 30 Minuten vor dem Servieren herausholen, damit es leicht antaut.
5. In der Zwischenzeit die Kirschen abtropfen lassen und pürieren. Aus dem Eis Kugeln formen und die Kirschsoße darauf verteilen.

Tipp: Das Rezept funktioniert auch mit frischen Kirschen. Wem diese nicht süß genug sind, kann etwas Zucker unter die Kirschsoße gerührt werden.

67. Dessert-Waffeln

Kalorien: 303 kcal | Fett: 26 g | Kohlenhydrate: 27,6 g | Eiweiß: 4,7 g

Zubereitungszeit: **20 min**
Portionen: **4**
Schwierigkeit: **leicht**

Zutaten:

- 65 g Butter, zimmerwarm
- 30 g Zucker
- Ein Ei
- 50 ml Milch
- 75 g Weizenmehl
- ½ TL Weinsteinbackpulver
- 2 EL Rapsöl

Zubereitung:

1. Die Butter mit dem Zucker in einer Schüssel schaumig rühren. Das Ei und die Milch nach und nach hinzugeben und glattrühren.
2. Das Mehl mit dem Backpulver verrühren und ebenfalls nach und nach zu den flüssigen Zutaten geben.
3. Das Waffeleisen vorheizen, die Backfläche mit etwas Öl einreiben und nacheinander 4 Waffeln ausbacken. Nach Bedarf die Fläche mehrmals mit Fett einstreichen.

Tipp: Die Waffeln mit etwas Puderzucker, Sahne oder ein paar Beeren nach Wahl servieren.

68. Schneller Milchreis

Kalorien: 333 kcal | Fett: 4,1 g | Kohlenhydrate: 62 g | Eiweiß: 11,5 g

Zubereitungszeit: **30 min**
Portionen: **4**
Schwierigkeit: **leicht**

Zutaten:

- 400 ml Wasser
- 300 g Milchreis (Rundkornreis)
- ½ TL Salz
- 600 ml Milch (1,5 % Fett)

Zubereitung:

1. Das Wasser mit Reis und Salz mischen und in ein hohes Gefäß geben. Das Gefäß abdecken und für 5 Minuten bei 500 Watt in die Mikrowelle geben.
2. Anschließend herausnehmen, umrühren und das Gefäß für weitere 4 Minuten bei 250 Watt in die Mikrowelle geben. Nun die Milch dazugeben, noch einmal gut durchrühren, den Deckel wieder auflegen und für weitere 5 Minuten bei 500 Watt kochen.
3. Im Anschluss die Wattzahl erneut reduzieren und den Milchreis bei 250 Watt für weitere 15 Minuten in der Mikrowelle kochen. Gelegentlich umrühren. Sollte die Konsistenz danach zu fest sein, etwas Milch nachschütten.

Tipp: Besonders lecker wird das Gericht mit Apfelmus. Dafür einen Apfel waschen, das Kerngehäuse entfernen, kleinschneiden und mit etwas Süße verfeinert in einem Topf aufkochen, bis die Äpfel zerfallen.

69. Chiapudding mit Obstsalat

Kalorien: 375 kcal | Fett: 21,5 g | Kohlenhydrate: 46 g | Eiweiß: 10 g

Zubereitungszeit: 15 min, 4-8 Stunden Ruhezeit
Portionen: 2
Schwierigkeit: leicht

Zutaten:

- 50 g Chiasamen
- 250 ml Milch (1,5 % Fett)
- 2 EL Honig
- 40 g Heidelbeeren
- 2 Aprikosen
- 80 g Honigmelone
- 20 g Kokosflocken

Zubereitung:

1. Zunächst die Chiasamen mit der Milch vermischen, umrühren und kaltstellen. Die Samen sollten für mindestens 4 Stunden quellen, besser jedoch über Nacht.
2. Nach der Ruhezeit den Chiapudding mit 1 EL Honig süßen und nochmal gut durchrühren.
3. Anschließend die Heidelbeeren verlesen und waschen, die Aprikosen ebenfalls waschen, halbieren, den Stein entfernen und kleinschneiden. Das Fruchtfleisch der Melone von der Schale lösen und ebenfalls kleinschneiden.
4. Das Obst miteinander vermengen und mit 1 EL Honig süßen.
5. Zu guter Letzt den Chiapudding auf 2 Schüsseln aufteilen, jeweils die Hälfte des Obstsalats darauf geben und mit den Kokosflocken garnieren.

Tipp: Für den Obstsalat kann jede erdenkliche Obstsorte verwendet werden. Hier kommt es auf die Vorlieben an. Etwas frische Minze zum Garnieren rundet das Dessert ab.

70. Beerencreme

Kalorien: 190 kcal | Fett: 10,2 g | Kohlenhydrate: 14,5 g | Eiweiß: 9,6 g

Zubereitungszeit: **15 min**
Portionen: **4**
Schwierigkeit: **leicht**

Zutaten:

- 150 g Brombeeren
- 150 g Heidelbeeren
- 3 EL Ahornsirup
- 200 g Magerquark
- 80 g Mascarpone
- 1 Ei

Zubereitung:

1. Brombeeren und Heidelbeeren verlesen, waschen und mit 1 EL Ahornsirup fein pürieren.
2. Quark mit Mascarpone verrühren. In einer zweiten Schüssel das Ei mit 2 EL Ahornsirup schaumig verrühren. Anschließend die Eiercreme unter das Quark-Mascarpone-Gemisch heben.
3. Das Beerenpüree auf 4 Schälchen verteilen oder in eine größere Form geben und die Quarkcreme darauf schichten.

Tipp: Die Creme sollte vor dem Servieren unbedingt kaltgestellt werden. Für die schönere Optik mit ein paar Beeren und Minzblättern garnieren.

71. Herbstliche Waffeln

Kalorien: 179 kcal | Fett: 8,7 g | Kohlenhydrate: 24,4 g | Eiweiß: 3,6 g

Zubereitungszeit: 15 min
Portionen: 3
Schwierigkeit: leicht

Zutaten:

- 25 g Margarine, zimmerwarm
- 25 g Brauner Zucker
- 1 Ei
- 30 g Weizenmehl
- 30 g Kartoffelstärke
- 1 TL Weinsteinbackpulver
- 1 Apfel

Zubereitung:

1. Zunächst den Apfel waschen, schälen, entkernen und fein reiben. Die Margarine mit dem Zucker cremig schlagen. Das Ei hinzugeben und gut verrühren.
2. In einer zweiten Schüssel das Mehl mit der Kartoffelstärke sowie dem Backpulver mischen. Nach und nach zu der Margarine-Ei-Mischung geben.
3. Zum Schluss die geriebenen Äpfel hinzugeben. Aus dem Teig in einem Waffeleisen 3 Waffeln herstellen mit etwas Puderzucker bestäuben und servieren.

Tipp: Anstatt des Weizenmehls lässt sich auch Buchweizenmehl verwenden. Dieses enthält Calcium, Magnesium, Eisen und andere hochwertige Nährstoffe. Außerdem ist dieses Mehl frei von Gluten.

72. Exotisches Mangodessert

Kalorien: 335 kcal | Fett: 22 g | Kohlenhydrate: 18,1 g | Eiweiß: 14,8 g

Zubereitungszeit: **15 min**
Portionen: **4**
Schwierigkeit: **leicht**

Zutaten:

- 500 g Quark (40 % Fett)
- 100 g Schlagsahne
- 2 EL Zucker
- 1 reife Mango
- ½ Vanilleschote

Zubereitung:

1. In einer Schüssel den Quark mit der Sahne und dem Zucker verrühren. Die Vanilleschote aufschneiden, das Mark aus einer Hälfte herauskratzen und zu der Creme hinzugeben.
2. Die Mango schälen und in kleine Würfel schneiden. 4 Gläser bereitstellen. Nun die Hälfte der Creme auf die Gläser verteilen, die Mango darauf schichten und den Rest der Creme darauf geben.

Tipp: Wer keine Stückchen möchte, kann die Mango auch pürieren und unterrühren oder als Topping auf den Quark geben.

73. Vollkorn-Kaiserschmarrn

Kalorien: 316 kcal | Fett: 11,5 g | Kohlenhydrate: 35,1 g | Eiweiß: 15,7 g

Zubereitungszeit: **30 min**
Portionen: **4**
Schwierigkeit: **leicht**

Zutaten:

- 200 g Dinkelvollkornmehl
- 4 Eier
- 300 ml Milch (1,5 % Fett)
- 1 EL Kokosöl

Zubereitung:

1. Die Eier trennen und das Eiweiß zu Schaum schlagen. Eigelb mit dem Mehl sowie der Milch zu einem glatten Teig verrühren. Anschließend den Eischnee vorsichtig unterheben.
2. Das Öl in einer beschichteten Pfanne erhitzen und den Teig einfüllen. Dabei den Teig immer wieder in der Pfanne bewegen, damit er nicht anbrennt. Wenn er fest ist, mithilfe eines Kochlöffels in mundgerechte Stücke zerteilen.

Tipp: Den Kaiserschmarrn mit Puderzucker oder Süße nach Wahl servieren. Ein wenig Ahornsirup als Topping sieht beispielsweise auch sehr ansprechend aus und gibt leckere Süße.

74. Dickmilch-Beerendessert

Kalorien: 402 kcal | Fett: 25,1 g | Kohlenhydrate: 31,9 g | Eiweiß: 8,4 g

Zubereitungszeit: **20 min, 4 Stunden Ruhezeit**
Portionen: **3**
Schwierigkeit: **leicht**

Zutaten:

- 2 Blatt Gelatine
- 300 g Dickmilch
- 60 g Zucker
- 1 TL Vanillezucker
- 250 ml Schlagsahne
- 250 g Brombeeren

Zubereitung:

1. Die Gelatine gut einweichen. Die Dickmilch mit dem Zucker sowie dem Vanillezucker verrühren und die Sahne steif schlagen.
2. Nun die Gelatine mit ein wenig Wasser in die Mikrowelle geben und bei 450 Watt für etwa 20 Sekunden auflösen. Anschließend unter Rühren in die Dickmilch geben. Zum Schluss die Sahne unterheben und alles für mindestens 4 Stunden in den Kühlschrank stellen.
3. Nach der Ruhezeit die Brombeeren gut pürieren und auf die mittlerweile steife Creme geben.

Tipp: Der Beerenspiegel kann auch mit anderen Beeren nach Wahl zubereitet werden. Wer es süßer mag, kann etwas Zucker oder ein anderes Süßungsmittel unter die Beeren rühren.

75. Mascarponequark mit Beeren

Kalorien: 358 kcal | Fett: 27,2 g | Kohlenhydrate: 12,1 g | Eiweiß: 15,9 g

Zubereitungszeit: **15 min**
Portionen: **1**
Schwierigkeit: **leicht**

Zutaten:

- 30 g Schlagsahne
- 100 g Magerquark
- 40 g Mascarpone
- 2 EL Zucker
- 100 g gefrorene Beeren, z.B. Brombeeren

Zubereitung:

1. Zunächst die Sahne steif schlagen und kurz beiseitestellen. Quark, Mascarpone und den Zucker gut miteinander verrühren. Anschließend die Sahne unterheben.
2. In ein Dessertglas zunächst die Hälfte der Beeren geben, anschließend die Hälfte des Sahne-Quark-Gemischs darauf geben. Noch einmal so verfahren, bis Beeren und die Creme geschichtet sind.

Tipp: Die tiefgekühlten Beeren machen die Creme besonders erfrischend. Anstatt der Beeren funktioniert auch anderes, klein geschnittenes Obst wie beispielsweise Kirschen. Diese zuvor einfrieren, um denselben erfrischenden Effekt zu erhalten.

Brot/Brötchen

Ob beim Bäcker oder aus dem Ofen – frisch gebackenes Brot oder Brötchen duften immer herrlich. Doch nicht nur das – Selbstgebackenes hat immer seinen besonderen Reiz. Denn häufig ist das Brotbacken gar nicht so aufwändig, wie man denkt. Dafür weiß man genau, welche Zutaten in der Backware stecken. Gerade deshalb ist das Backen von Brot und Brötchen bei einer Histaminunverträglichkeit so sinnvoll: Da die Zutaten selbst gewählt werden können, müssen Sie sich keine Sorgen über etwaige Allergieverursacher machen. Darüber hinaus gibt es nichts Schöneres als das Frischgebackene aus dem Ofen zu holen und den Duft einzuatmen. Ob süß oder herzhaft belegt, oder pur genossen – den Geschmack der selbst hergestellten Backwaren kann kaum ein Teilchen aus dem Supermarkt oder dem Discounter übertreffen. Also schnappen Sie sich Ihre Backschürze und probieren Sie es gleich selber aus. Die folgenden Brot-, Baguette- und Brötchenrezepte warten darauf, ausprobiert zu werden.

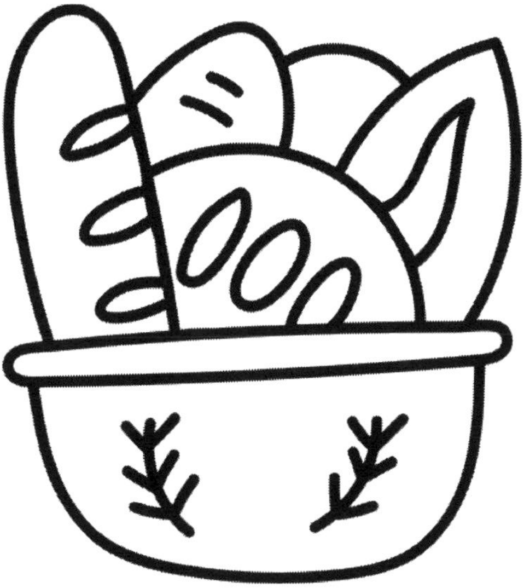

76. Brot aus der Pfanne

Kalorien: 164 kcal | Fett: 2,1 g | Kohlenhydrate: 30,5 g | Eiweiß: 5,1 g

Zubereitungszeit: 25 min, inklusive Ruhezeit
Portionen: 6
Schwierigkeit: leicht

Zutaten:

- 250 g Weizenmehl
- 1 TL Weinsteinbackpulver
- 1 EL Magerquark
- 1 EL Kokosöl
- 50 ml Milch (1,5 % Fett)
- 50 ml Wasser

Zubereitung:

1. Alle Zutaten in einer Schüssel zu einem glatten Teig verkneten, bis dieser nicht mehr klebrig ist. Ansonsten noch etwas Mehl hinzufügen. Anschließend für etwa 10 Minuten ruhen lassen.
2. Nach der Ruhezeit den Teig in sechs gleichgroße Portionen aufteilen. Jede Portion auf etwas Mehl dünn ausrollen.
3. Anschließend eine beschichtete Pfanne ohne Fett erhitzen. Jede Portion des Brots nacheinander von beiden Seiten für 1-2 Minuten goldbraun backen. Dabei jedoch gut aufpassen, da das Brot schnell schwarz werden kann.

Tipp: Das Pfannenbrot eignet sich als Beilage zu Suppen und Eintöpfen. Jedoch schmeckt es auch mit einem Aufstrich hervorragend.

77. Kartoffelbrot

Kalorien: 195 kcal | Fett: 2,3 g | Kohlenhydrate: 46,6 g | Eiweiß: 6,2 g

Zubereitungszeit: **30 min, 40 Minuten Backzeit**
Portionen: **8**
Schwierigkeit: **leicht**

Zutaten:

- 340 g mehlige Kartoffeln
- 1 TL Salz
- 330 g Dinkelmehl
- 1 EL Kokosöl
- ½ Päckchen Weinsteinbackpulver

Zubereitung:

1. Kartoffeln waschen, schälen, vierteln und in reichlich Salzwasser kochen, bis sie weich sind. Anschließend 60 ml des Wassers zur Seite stellen.
2. Den Backofen auf 180 Grad vorheizen. Ein Backblech mit Backpapier auslegen. Die Kartoffeln nun durch eine Presse drücken. Die restlichen Zutaten gemeinsam mit dem zur Seite gestellten Wasser zu den Kartoffeln geben und gut durchkneten, bis ein geschmeidiger Teig entsteht.
3. Den Teig auf das Backblech geben, zu einem Brot formen und gemeinsam mit einer kleinen Schüssel Wasser für etwa 40 Minuten backen, bis das Brot leicht bräunlich ist.

Tipp: Das Dinkelmehl kann auch mit anderem, z.B. Weizenmehl, ersetzt werden. Ebenfalls können Raps- oder Kokosöl eine Alternative zu dem Kokosöl sein.

78. Schnelle Teigfladen

Kalorien: 147 kcal | Fett: 1,2 g | Kohlenhydrate: 26,5 g | Eiweiß: 5,7 g

Zubereitungszeit: **15 min, 15 min Backzeit**
Portionen: **3**
Schwierigkeit: **leicht**

Zutaten:

- 125 g Dinkelvollkornmehl
- Salz
- 60 ml Mineralwasser
- 70 ml Milch (1,5 % Fett)

Zubereitung:

1. Den Backofen auf 250 Grad vorheizen. Das Mehl mit dem Salz in einer Schüssel mischen.
2. Anschließend Milch und Wasser hinzugeben und gut miteinander verrühren.
3. Ein Backblech mit Backpapier belegen. Mit einem Esslöffel 3 Teighäufchen auf dem Backblech verteilen und glattstreichen. Die Fladen sollten nun etwa 2 cm hoch sein.
4. Mit einer Gabel mehrmals einstechen und nach Belieben mit Samen, Mohn oder Sesam bestreuen. Zum Abschluss für 15 Minuten in den Backofen geben.

Tipp: Neben Mohn und Sesam können die Fladen beispielsweise mit Chiasamen, Leinsamen, Kürbiskernen bestreut werden.

79. Kleine Baguettes mit Bärlauch

Kalorien: 308 kcal | Fett: 9,5 g | Kohlenhydrate: 55,2 g | Eiweiß: 16,5 g

Zubereitungszeit: 20 min, 15 min Backzeit
Portionen: 4
Schwierigkeit: leicht

Zutaten:

- 300 g Weizenmehl
- 1 TL Natron
- 1 TL Weinsteinbackpulver
- 10 g Leinsamenschrot
- ½ TL Salz
- 250 g Magerquark
- 2 EL Kokosöl
- 30 g frischer Bärlauch

Zubereitung:

1. Den Backofen auf 200 Grad vorheizen. Den Bärlauch waschen, trockentupfen und fein hacken. Das Mehl mit dem Natron, Backpulver sowie dem Leinsamenschrot vermischen.
2. Anschließend Quark, Bärlauch, Kokosöl und Salz hinzugeben. Mit dem Knethaken so lange verkneten, bis ein glatter Teig entstanden ist.
3. Nun den Teig auf einer bemehlten Arbeitsfläche noch einmal durchkneten und in 4 gleich große Stücke teilen. Die Teile zu jeweils kleinen Rollen verarbeiten und mit einem Messer 3 Schnitte setzen.
4. Auf einem mit Backpapier ausgelegtem Backblech verteilen und für etwa 15 Minuten im Ofen backen.

Tipp: Das Weizenmehl kann auch mit Dinkel- oder Vollkornmehl ersetzt werden. Hat Bärlauch keine Saison, so passen auch andere Gartenkräuter.

80. Dinkelbrötchen

Kalorien: 386 kcal | Fett: 3 g | Kohlenhydrate: 60,7 g | Eiweiß: 20,1 g

Zubereitungszeit: **20 min, 20 min Backzeit**
Portionen: **3**
Schwierigkeit: **leicht**

Zutaten:

- 175 g Dinkelmehl
- 75 g Dinkelvollkornmehl
- 1 TL Weinsteinbackpulver
- ½ TL Salz
- 175 g Magerquark
- 60 ml Milch (1,5 % Fett)
- ½ EL Kokosöl
- 1 Ei
- ½ TL Zucker

Zubereitung:

1. Mehl, Vollkornmehl und Backpulver in einer Schüssel vermischen. Anschließend die restlichen Zutaten hinzugeben und mit den Knethaken einer Küchenmaschine oder dem Handrührgerät zu einem glatten Teil verarbeiten.
2. Im Anschluss den Teig auf einer bemehlten Arbeitsfläche durchkneten und in 3 Stücke teilen. Ein Backblech mit Backpapier auslegen, die Teigstücke zu kleinen Fladen formen und darauf verteilen.
3. Die Fladen mit einem Messer 2x einschneiden und bei 200 Grad für etwa 20 Minuten in den Backofen geben.

Tipp: Die Brötchen lassen sich auch gut einfrieren und bei Bedarf über Nacht für das Frühstück am nächsten Morgen auftauen.

81. Käse-Knäckebrot

Kalorien: 201 kcal | Fett: 7,4 g | Kohlenhydrate: 25,9 g | Eiweiß: 7,9 g

Zubereitungszeit: **10 min, 60 min Backzeit**
Portionen: **4**
Schwierigkeit: **leicht**

Zutaten:

- 60 g Dinkelmehl
- 50 g zarte Haferflocken
- 50 g kernige Haferflocken
- 25 g junger Gouda
- 200 ml Wasser
- ½ TL Salz
- 1 EL Kokosöl

Zubereitung:

1. Den Backofen auf 160 Grad vorheizen. Alle Zutaten bis auf den Käse zu einem glatten Teig verrühren. Ein Backblech mit Backpapier auslegen und den Teig darauf dünn verteilen und glattstreichen.
2. Für 10 Minuten backen, anschließend das Blech noch einmal aus dem Ofen holen und den Käse auf dem Teig verteilen. Nun außerdem den Teig in 4 gleichgroße Teile schneiden, danach für weitere 50 Minuten in den Backofen geben.

Tipp: Das Brot schmeckt pur oder mit einem histaminarmen Aufstrich sehr lecker. Siehe dafür auch Kapitel „Aufstriche und Soßen“.

82. Quark-Brötchen

Kalorien: 170 kcal | Fett: 5,6 g | Kohlenhydrate: 25,6 g | Eiweiß: 11,2 g

Zubereitungszeit: 10 min, 20 min Backzeit
Portionen: 4
Schwierigkeit: leicht

Zutaten:

- 150 g Magerquark
- 125 g Dinkelmehl
- 1 Ei
- 1-2 EL Milch (1,5 % Fett)
- ½ TL Salz
- 1 Pkg. Weinsteinbackpulver

Zubereitung:

1. Den Backofen auf 200 Grad vorheizen. Die Zutaten solange miteinander verrühren, bis ein glatter Teig entsteht.
2. Ein Backblech mit Papier auslegen, den Teig in 4 gleichgroße Portionen teilen und auf dem Backblech Brötchen formen.
3. Die Brötchen für etwa 20 Minuten backen.

Tipp: Nach Belieben können die rohen Brötchen mit Kernen oder Samen bestreut werden. Beispielsweise Kürbiskerne oder Leinsamen passen sehr gut.

83. Dinkelbrot mit Kürbiskernen

Kalorien: 323 kcal | Fett: 3,5 g | Kohlenhydrate: 58,4 g | Eiweiß: 11,8 g

Zubereitungszeit: **10 min, 1 Stunde Backzeit**
Portionen: **12**
Schwierigkeit: **leicht**

Zutaten:

- 1 kg Dinkelmehl
- 2 TL Salz
- 2 Pkg. Weinsteinbackpulver
- 1 TL Kürbiskerne
- 4 EL Leinsamen
- 1 EL Kokosöl
- 750 ml Wasser

Zubereitung:

1. Alle Zutaten zusammengeben und solange miteinander verkneten, bis ein geschmeidiger Teig entsteht.
2. Den Backofen auf 200 Grad einstellen, aus dem Teig einen runden Laib formen und diesen für eine Stunde in den Ofen geben. Anschließend noch 15 Minuten dort ruhen lassen, dann rausholen.

Tipp: Vor dem Backen kann der Brotlaib noch mit Sesam bestreut werden. Dieser enthält viele Vitamine, Selen und Kalzium, ist dadurch sehr gesund und macht optisch auf dem Brot so einiges her.

84. Kartoffel-Quark-Brötchen

Kalorien: 149 kcal | Fett: 1,8 g | Kohlenhydrate: 25,9 g | Eiweiß: 6,2 g

Zubereitungszeit: **10 min, 15 min Backzeit**
Portionen: **10**
Schwierigkeit: **leicht**

Zutaten:

- 250 g Dinkel-Vollkornmehl
- 100 g Kartoffelmehl
- 1 EL brauner Zucker
- 10 g Natron
- 1 TL Salz
- 250 g Magerquark
- 40 g Schlagsahne
- 50 ml Wasser

Zubereitung:

1. Den Ofen auf 250 Grad vorheizen.
2. Die trockenen Zutaten gut mit einem Schneebesen verrühren, damit sich keine Klümpchen bilden. Anschließend Quark, Sahne und Wasser hinzufügen und mit dem Knethaken oder von Hand zu einem glatten Teig verarbeiten.
3. Aus dem Teig 10 gleich große Brötchen formen und auf einem mit Backpapier ausgelegten Backblech verteilen.
4. Für 15 Minuten backen, anschließend auskühlen lassen.

Tipp: Aus der doppelten Menge des Teiges lässt sich auch ein Brot herstellen. Dieses muss für etwa 30 Minuten in den vorgeheizten Backofen.

85. Pizzabrötchen

Kalorien: 205 kcal | Fett: 12,6 g | Kohlenhydrate: 15,1 g | Eiweiß: 10,4 g

Zubereitungszeit: **15 min, 30 min Backzeit**
Portionen: **15**
Schwierigkeit: **leicht**

Zutaten:

- 250 g Quark (40 % Fett)
- 4 EL Milch (1,5 % Fett)
- 6 EL Kokosöl
- 1 TL Salz
- 300 g Dinkelmehl
- 1 Pkg. Weinsteinbackpulver
- 200 g Kochschinken
- 200 g junger Gouda
- 1 Zwiebel

Zubereitung:

1. Den Backofen auf 175 Grad vorheizen. Schinken und Gouda fein würfeln. Die Zwiebel schälen und ebenfalls in feine Würfel schneiden. Alle Zutaten zu einem glatten Teig verkneten.
2. Den Teig auf etwa 15 Portionen aufteilen, kleine Brötchen formen und diese auf ein mit Backpapier ausgelegtem Backblech verteilen.
3. Die Brötchen für etwa 30 Minuten backen.

Tipp: Genauso wie bei der Pizza kann auch bei den Zutaten der Pizzabrötchen variiert werden. Mais und Brokkoli passen beispielsweise ebenfalls sehr gut. Den Brokkoli in diesem Fall in sehr kleine Stücke schneiden.

86. Vollkornbrot aus Dinkel

Kalorien: 248 kcal | Fett: 4,7 g | Kohlenhydrate: 40,1 g | Eiweiß: 8,3 g

Zubereitungszeit: **15 min, 55 min Backzeit**
Portionen: **8**
Schwierigkeit: **leicht**

Zutaten:

- 500 g Dinkelvollkornmehl
- 30 g Butter, zimmerwarm
- 1 TL Salz
- 200 ml Milch (1,5 % Fett), lauwarm
- 200 ml Wasser, lauwarm
- 1 Pkg. Weinsteinbackpulver

Zubereitung:

1. Mehl, Salz und Backpulver gut miteinander vermischen. Anschließend die Butter unterrühren und zum Schluss Wasser und Milch hinzugeben. Alles so lang miteinander verrühren, bis ein geschmeidiger Teig entsteht.
2. Den Teig zu einem Brot formen und in eine mit Backpapier ausgelegte Ofenform geben. Das Brot nun an der Oberseite einschneiden und für 15 Minuten bei 250 Grad backen. Die Hitze auf 180 Grad reduzieren und weitere 40 Minuten backen.

Tipp: Mit beigemischten Gewürzen wie beispielsweise Kümmel schmeckt das Brot besonders aromatisch.

87. Würziges Pfannenbrot

Kalorien: 158 kcal | Fett: 2,0 g | Kohlenhydrate: 27,7 g | Eiweiß: 5,7 g

Zubereitungszeit: **30 min**
Portionen: **4**
Schwierigkeit: **leicht**

Zutaten:

- 150 g Dinkelmehl
- ½ TL Weinsteinbackpulver
- ½ TL Salz
- ½ EL Kokosöl
- 100 ml Milch (1,5 % Fett)
- Gewürz nach Wahl, z.B. Kräuter der Provence

Zubereitung:

1. Alle Zutaten gemeinsam in einer Schüssel zu einem glatten Teig verrühren, anschließend für 10 Minuten ruhen lassen.
2. Den Teig portionsweise in eine beschichtete Pfanne ohne Fett geben und bei mittlerer Hitze für etwa 2 Minuten pro Seite backen.

Tipp: Das Brot schmeckt warm am besten und sollte daher direkt serviert werden. Es lässt sich jedoch auch gut in einem Toaster oder einer Pfanne nochmals erhitzen.

88. Fladenbrot

Kalorien: 305 kcal | Fett: 10,1 g | Kohlenhydrate: 40,8 g | Eiweiß: 11 g

Zubereitungszeit: 15 min, 20 min Backzeit
Portionen: 1
Schwierigkeit: leicht

Zutaten:

- 50 g Dinkelmehl
- 1 TL Zucker
- ½ TL Salz
- 10 g Butter, zimmerwarm
- 1 Eiklar
- 20 ml Milch
- ½ TL Mohnsamen

Zubereitung:

1. Den Backofen auf 180 Grad vorheizen. Mehl mit Eiklar, Zucker und Salz vermischen. Anschließend die Butter sowie die Milch hinzugeben und den Teig mit Knethaken oder von Hand zu einem geschmeidigen Teig verarbeiten.
2. Auf einer bemehlten Arbeitsfläche den Teig zu einem Fladen mit einem Durchmesser von ca. 7cm formen. Diesen auf ein mit Backpapier ausgelegtem Backblech legen, mit einem Backpinsel auf die Oberfläche etwas Wasser auftragen und mit dem Mohn bestreuen.
3. Nun im Backofen für etwa 20 Minuten backen.

Tipp: Das Brot lässt sich hervorragend mit Käse oder Aufstrichen aller Art kombinieren. Außerdem passt es hervorragend als Beilage zu Salaten oder Suppen.

89. Dinkel-Möhrenbrot

Kalorien: 329 kcal | Fett: 8,4 g | Kohlenhydrate: 46,6 g | Eiweiß: 7,1 g

Zubereitungszeit: 20 min, 45 min Backzeit
Portionen: 8
Schwierigkeit: leicht

Zutaten:

- 500 g Dinkelmehl
- ½ TL Natron
- 1 Pkg. Weinsteinbackpulver
- 1 TL Salz
- 75 Kürbiskerne
- 75 g Leinsamen
- 2 EL Hirse
- 2 Möhren
- 1 Ei
- 350 Magerquark

Zubereitung:

1. Die Möhren schälen und raspeln. In einer Schüssel Mehl, Natron, Backpulver, Salz, Kürbiskerne, Leinsamen und Hirse miteinander mischen. In einer zweiten Schüssel den Quark mit dem Ei verquirlen und die Mischung gemeinsam mit den Möhren zu den trockenen Zutaten geben.
2. Mit dem Knethaken einer Küchenmaschine oder eines Handrührgeräts gut miteinander vermischen. Anschließend von Hand kneten und den Teig zu einem länglichen Brotlaib formen und mit etwas Wasser bestreichen.
3. Das Brot bei 180 Grad für etwa 45 Minuten im Ofen backen.

Tipp: Vor dem Kneten einen Teil der Kerne, Samen und Hirse zur Seite stellen und diese später nach dem Bestreichen des Brots mit Wasser auf den rohen Teig geben. Dies sieht ansprechend aus und ist ein echtes Highlight.

90. Eckige Sandwich-Brötchen

Kalorien: 221 kcal | Fett: 8,9 g | Kohlenhydrate: 25,5 g | Eiweiß: 7,9 g

Zubereitungszeit: **15 min, 15 min Backzeit**
Portionen: **4**
Schwierigkeit: **leicht**

Zutaten:

- 150 g Weizenvollkornmehl
- ½ TL Salz
- ½ TL Natron
- ½ TL Zucker
- 1 TL Weinsteinbackpulver
- 25 g Butter
- 75 ml Milch (1,5 % Fett)
- 25 g Mozzarella
- 1 Ei

Zubereitung:

1. Den Backofen auf 220 Grad vorheizen und ein Backblech mit Backpapier auslegen. Die Butter in einem Topf schmelzen, anschließend vom Herd nehmen und etwas auskühlen lassen.

2. In einer Schüssel Mehl, Salz, Backpulver, Natron und Zucker miteinander gut verrühren. Milch und Butter hinzugeben, den Mozzarella fein zerrupfen und ebenfalls hinzugeben. Mit den Knethaken zu einem glatten Teig verarbeiten.

3. Diesen auf einer bemehlten Arbeitsfläche eckig ausrollen, anschließend auf ein Backblech legen. Das Ei verquirlen und den Teig damit bestreichen. Diesen nun anschließend in 4 Stücke schneiden und für 10-15 Minuten backen.

Tipp: Als Topping auf das Brötchen kann nach Belieben Sesam-, oder Mohnsamen oder etwas Käse gestreut werden.

Smoothies

Für morgens, Zwischendurch oder unterwegs: Smoothies sind immer eine gute Idee. Sie lassen sich toll vorbereiten, liefern wertvolle Vitamine, Mineralstoffe und andere gesundheitsförderliche Inhaltsstoffe. Außerdem schmecken sie sehr lecker und erfrischend und sind zumeist kalorienarm. Wer sich außerdem nach der Empfehlung der Weltgesundheitsorganisation richten möchte und täglich fünf kleine Mahlzeiten Obst und Gemüse zu sich nimmt, dem helfen Smoothies beim Erreichen der Ziele. Doch Vorsicht; denn in vielen bereits fertig gemixten Smoothies können sich Inhaltsstoffe befinden, die bei Histaminunverträglichkeit tabu sind. Daher ist es empfehlenswert, seinen gesunden Drink selbst herzustellen. So wissen Sie genau, was sich in Ihrem Getränk befindet und müssen keine Angst vor Allergieauslösern haben. Um ein wenig Abwechslung in Ihren Smoothiealltag zu bringen, finden Sie im Folgenden 15 verschiedene, leckere und gesunde Rezepte für jeden Tag. Wählen Sie Ihren Favoriten.

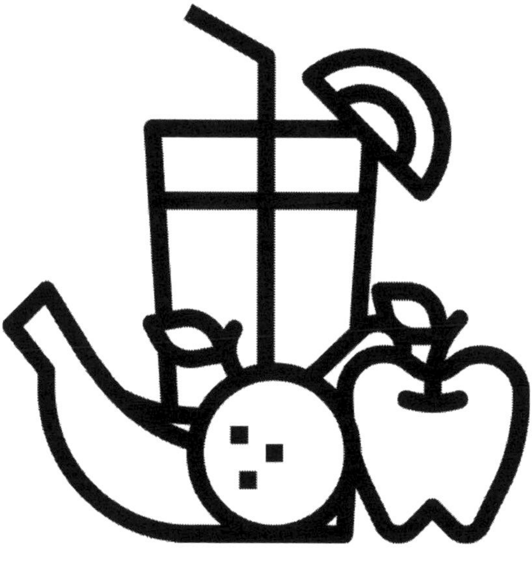

91. Melonen-Quark-Smoothie

Kalorien: 245 kcal | Fett: 0,5 g | Kohlenhydrate: 45,1 g | Eiweiß: 12,8 g

Zubereitungszeit: 5 min
Portionen: 1
Schwierigkeit: leicht

Zutaten:

- 300 g Honigmelone
- 1 Softdattel
- 80 g Magerquark

Zubereitung:

1. Das Fruchtfleisch der Melone in kleine Stücke schneiden und gemeinsam mit den restlichen Zutaten in einem Mixer oder mit dem Pürierstab pürieren.

Tipp: Wer es flüssiger mag, kann die Hälft des Magerquarks mit 40 ml Milch oder Wasser ersetzen oder gibt dieses noch zusätzlich zum Rezept hinzu.

92. Erfrischendes Mango-Lassi

Kalorien: 111 kcal | Fett: 0,9 g | Kohlenhydrate: 16,3 g | Eiweiß: 8,8 g

Zubereitungszeit: **5 min**
Portionen: **1**
Schwierigkeit: **leicht**

Zutaten:

- 60 g Mango
- 60 g Magerquark
- 30 ml Milch (1,5 % Fett)
- 1 TL Zucker

Zubereitung:

1. Zunächst die Mango schälen, das Fruchtfleisch würfeln und in einen Mixer geben. Magerquark, Milch und Zucker hinzufügen und für gut 1 Minute durchmixen.

Tipp: Wem das Lassi zu dickflüssig ist, einfach ein wenig Wasser oder Milch hinzufügen.

93. Vanille Smoothie mit Chiasamen

Kalorien: 237 kcal | Fett: 7,1 g | Kohlenhydrate: 24,5 g | Eiweiß: 18,8 g

Zubereitungszeit: 5 min
Portionen: 1
Schwierigkeit: leicht

Zutaten:

- 1 EL Chiasamen
- ½ Vanilleschote
- 80 g Magerquark
- 200 ml Milch (1,5 % Fett)
- ½ TL Honig

Zubereitung:

1. Die Chiasamen über Nacht in Wasser einweichen.
2. Am nächsten Morgen die aufgequollenen Samen mit dem Mark einer halben Vanilleschote, dem Quark, Milch und Honig in einen Mixer geben und etwa 1 Minute durchpürieren, damit eine feine Konsistenz entsteht.

Tipp: Anstatt Honig kann auch Agavendicksaft oder Ahornsirup verwendet werden. Alternativ kann die Süße komplett weggelassen werden.

94. Rote-Bete-Smoothie

Kalorien: 130 kcal | Fett: 0,2 g | Kohlenhydrate: 28,7 g | Eiweiß: 1,8 g

Zubereitungszeit: 5 min
Portionen: 1
Schwierigkeit: leicht

Zutaten:

- 60 g Rote Bete, frisch
- 60 g Staudensellerie
- 200 ml Apfelsaft
- Etwas weißer Pfeffer

Zubereitung:

1. Die Rote Bete schälen, in Stücke schneiden und in einen Mixer geben. Sellerie waschen, putzen, in Streifen schneiden und ebenfalls in den Mixer geben. Den Apfelsaft sowie nach Belieben ein wenig Pfeffer hinzugeben und alles gut durchmixen.

Tipp: Anstatt frischer Roter Bete kann auch zu einem vorgekochten Produkt gegriffen werden, jedoch hat dieses durch den Kochvorgang bereits einige seiner Nährstoffe verloren.

95. Grüner Power-Smoothie

Kalorien: 83 kcal | Fett: 0,8 g | Kohlenhydrate: 23,5 g | Eiweiß: 3,3 g

Zubereitungszeit: 10 min
Portionen: 2
Schwierigkeit: leicht

Zutaten:

- 1 Salatgurke
- 2 Karotten
- 1 Chicorée
- ¼ Endiviensalat
- 20 g Stück Ingwer

Zubereitung:

1. Die Gurke waschen und in kleine Stücke schneiden. Karotten schälen und ebenfalls kleinschneiden. Den Chicorée putzen, halbieren, Strunk entfernen und ebenfalls kleinschneiden. Den Endiviensalat waschen, die Blätter abzupfen. Die Ingwerwurzel schälen und ebenfalls in kleine Stücke schneiden.
2. Alles zusammen in einen Mixer geben und solange durchmixen, bis ein flüssiger Smoothie entsteht.

Tipp: Anstatt Endiviensalat kann dem Rezept auch Grünkohl hinzugefügt werden. Auch Staudensellerie kann dem Smoothie beigefügt werden. Durch diese sowie die Gurke bekommt das Getränk dann eine entwässernde Wirkung.

96. Exotic-Smoothie

Kalorien: 122 kcal | Fett: 1 g | Kohlenhydrate: 24,3 g | Eiweiß: 1,1 g

Zubereitungszeit: **10 min**
Portionen: **2**
Schwierigkeit: **leicht**

Zutaten:

- 1 Mango
- 250 g Wassermelone
- 150 g Kopfsalat
- 500 ml Wasser

Zubereitung:

1. Die Mango schälen, den Kern entfernen und das Fruchtfleisch klein schneiden. Ebenso das Fleisch der Melone in Stücke schneiden. Den Salat waschen und Blätter abzupfen.
2. Alle Zutaten mit dem Wasser in einen Mixer geben und pürieren, bis ein glatter Smoothie ohne Stücke entsteht.

Tipp: Wer keine grüne Komponente in seinem Smoothie mag, kann den Salat auch weglassen.

97. Beerenauswahl

Kalorien: 157 kcal | Fett: 2,4 g | Kohlenhydrate: 22,5 g | Eiweiß: 6 g

Zubereitungszeit: 5 min
Portionen: 1
Schwierigkeit: leicht

Zutaten:

- 70 g Heidelbeeren
- 70 g Brombeeren
- 70 g Mango
- 150 ml Wasser
- 100 g Grünkohl

Zubereitung:

1. Heidelbeeren und Brombeeren verlesen und waschen. Das Fleisch der Mango in kleine Stücke schneiden. Den Grünkohl waschen und ebenfalls kleinschneiden.
2. Alle Zutaten mit dem Wasser in einem Mixer pürieren.

Tipp: Wer eher auf heimische Früchte setzt, kann die Mango mit Apfel austauschen.

98. Gurken-Brokkoli-Smoothie

Kalorien: 94 kcal | Fett: 1 g | Kohlenhydrate: 8,3 g | Eiweiß: 8,4 g

Zubereitungszeit: **5 min**
Portionen: **1**
Schwierigkeit: **leicht**

Zutaten:

- ½ Gurke
- 150 g Brokkoli
- 150 g Kopfsalat
- 250 ml Wasser

Zubereitung:

1. Gurke, Brokkoli und Salat waschen. Die Gurke in kleine Stücke schneiden, den Brokkoli in kleine Röschen teilen und vom Salat die Blätter abzupfen.
2. Die Zutaten gemeinsam mit dem Wasser in einen leistungsstarken Mixer geben und pürieren, bis ein flüssiger Smoothie ohne Stückchen entsteht.

Tipp: Wer seinen Smoothie dickflüssiger mag, kann auf das Wasser verzichten. Die Gemüsesorten besitzen genug Wasser, sodass trotzdem eine flüssige Konsistenz entsteht.

99. Gartensmoothie

Kalorien: 123 kcal | Fett: 0,7 g | Kohlenhydrate: 22,8 g | Eiweiß: 2,6 g

Zubereitungszeit: 10 min
Portionen: 2
Schwierigkeit: leicht

Zutaten:

- 100 g Feldsalat
- 100 g Kopfsalat
- ½ Gurke
- 2 Äpfel
- 20 g Ingwer

Zubereitung:

1. Feldsalat und Kopfsalat waschen, die Blätter des Kopfsalats abzupfen und eventuelle Wurzeln des Feldsalats entfernen. Die Gurke sowie die Äpfel schneiden. Gurke in kleine Stücke schneiden und die Äpfel vierteln, das Kerngehäuse entfernen und ebenfalls kleinschneiden. Die Ingwerwurzel schälen und kleinschneiden.
2. Alle Zutaten in einem Mixer geben und gut pürieren.

Tipp: Statt Feld- und Kopfsalat kann auch zu anderen Salatsorten wie beispielsweise Endiviensalat oder Lollo Rosso gegriffen werden.

100. Kirsch-Nektarinen-Smoothie

Kalorien: 201 kcal | Fett: 1,3 g | Kohlenhydrate: 34,9 g | Eiweiß: 7,5 g

Zubereitungszeit: **10 min**
Portionen: **1**
Schwierigkeit: **leicht**

Zutaten:

- 100 g Kirschen
- 1 Nektarine
- 100 g Grünkohl
- 100 g Staudensellerie
- etwas Wasser, nach Bedarf

Zubereitung:

1. Die Kirschen waschen und entkernen. Die Nektarine waschen, halbieren, den Kern entfernen, das Fruchtfleisch kleinschneiden.
2. Grünkohl sowie Sellerie waschen und kleinschneiden.
3. Alle Zutaten in einem Mixer zu einem Smoothie verarbeiten. Nach Belieben etwas Wasser dazugeben, damit er flüssiger wird.

Tipp: Zwar schmeckt man den Sellerie aus dem Smoothie nicht raus. Wer jedoch trotzdem darauf verzichten möchte, kann stattdessen auf Gurke umsteigen oder die Komponente einfach weglassen.

101. Steinobst-Smoothie

Kalorien: 147 kcal | Fett: 0,2 g | Kohlenhydrate: 32,1 g | Eiweiß: 1,9 g

Zubereitungszeit: **5 min**
Portionen: **2**
Schwierigkeit: **leicht**

Zutaten:

- 2 Aprikosen
- 1 Nektarine
- 1 Pfirsich
- 200 ml Pfirsichnektar
- 150 ml Wasser

Zubereitung:

1. Aprikosen, Nektarine und Pfirsich waschen, halbieren und den Kern entfernen. Anschließend das Fruchtfleisch kleinschneiden.
2. Die Früchte gemeinsam mit dem Saft und Wasser in einen Mixer geben und gut durchpürieren, bis keine Stückchen mehr vorhanden sind.

Tipp: Der Pfirsichnektar kann auch weggelassen werden. In diesem Fall die Wassermenge etwas erhöhen.

102. Rucola-Minze-Smoothie

Kalorien: 125 kcal | Fett: 2,5 g | Kohlenhydrate: 12 g | Eiweiß: 10,8 g

Zubereitungszeit: 5 min
Portionen: 1
Schwierigkeit: leicht

Zutaten:

- 200 g Rucola
- 50 g Zitronenmelisse
- 100 g Minze
- 150 ml Wasser

Zubereitung:

1. Rucola, Zitronenmelisse und Minze waschen, mit 150 ml Wasser in einen Mixer geben und solange mixen, bis ein grüner Smoothie entsteht.

Tipp: Die Minze ist sehr erfrischend, sodass der Smoothie auch perfekt für den Sommer ist. Für eine besondere Erfrischung kann das Wasser beim Mixen weggelassen werden und das Getränk beim Anrichten stattdessen mit ein paar Eiswürfeln serviert werden.

103. Cremiger Aprikosen-Smoothie

Kalorien: 203 kcal | Fett: 0,2 g | Kohlenhydrate: 42,2 g | Eiweiß: 4,7 g

Zubereitungszeit: 10 min
Portionen: 1
Schwierigkeit: leicht

Zutaten:

- 2 Aprikosen
- 1 kleiner Apfel
- 100 g Dickmilch, entrahmt
- 1 EL Honig
- 100 ml Wasser

Zubereitung:

1. Die Aprikosen sowie den Apfel waschen. Aprikosen halbieren, entsteinen und in Stücke schneiden. Den Apfel vierteln, das Kerngehäuse entfernen und ebenfalls kleinschneiden.
2. Das Obst mit der Dickmilch, Honig und Wasser in einen Mixer geben und gut durchpürieren, bis keine Stückchen mehr vorhanden sind.

Tipp: Die Süße kann auch weggelassen oder mit Ahornsirup oder Agavendicksaft ersetzt werden.

104. Blaubeer-Frühstücks-Smoothie

Kalorien: 181 kcal | Fett: 1,7 g | Kohlenhydrate: 40,4 g | Eiweiß: 1,8 g

Zubereitungszeit: 5 min
Portionen: 1
Schwierigkeit: leicht

Zutaten:

- 50 g Blaubeeren
- 1 Apfel
- 1 EL Haferflocken
- 50 ml Milch (1,5 % Fett)
- 1 EL Agavendicksaft

Zubereitung:

1. Die Blaubeeren verlesen und waschen, den Apfel waschen, vierteln, das Kerngehäuse entfernen und in kleine Stücke schneiden.
2. Die Beeren und die Apfelstücke gemeinsam mit der Milch, den Haferflocken und dem Agavendicksaft in einen Mixer geben und pürieren, bis keine Stückchen mehr vorhanden sind.

Tipp: Die Milch kann auch mit Wasser oder einer Pflanzenmilch ersetzt werden (z.B. Hafermilch). Wer es nicht so süß mag, lässt den Agavendicksaft einfach weg.

105. Sommer-Smoothie

Kalorien: 101 kcal | Fett: 1,3 g | Kohlenhydrate: 17,3 g | Eiweiß: 3,7 g

Zubereitungszeit: 1 min
Portionen: 1
Schwierigkeit: leicht

Zutaten:

- 100 g Kirschen
- 30 g frische Minze
- 50 ml Milch (1,5 % Fett)
- 100 ml Mineralwasser

Zubereitung:

1. Die Minze waschen und kleinschneiden. Die Kirschen waschen und entsteinen.
2. Die Minze mit den Kirschen und der Milch in einem Mixer pürieren, bis keine Stückchen mehr vorhanden sind. Anschließend mit dem Mineralwasser auffüllen.

Tipp: Für besonders warme Sommertage ist der Smoothie mit ein paar Eiswürfeln angerichtet noch erfrischender.

Für die Arbeit/Schule (zum Mitnehmen)

Wer es nicht schafft, in seiner Mittagspause nach Hause zu gehen, für den ist eine vorbereitete Mahlzeit das A und O. Diese sollte vor allem leicht zu essen und auch kalt genießbar sein, da nicht jedes Büro, die Universität oder Schule die Möglichkeit besitzen, das Mitgebrachte aufzuwärmen. Doch das Mealprep hat gerade bei Histaminunverträglichkeit noch einen anderen Hintergrund: Häufig können selbst die Mitarbeiter in der Mensa oder Kantine nicht jede einzelne Zutat der angebotenen Gerichte nennen. Das Risiko, ein ungeeignetes Lebensmittel zu konsumieren, ist daher einfach zu groß. Auch der Gang zum nächsten Supermarkt fällt oft flach. Denn die Wege sind häufig einfach zu lang und das Recherchieren auf den endlos lang erscheinenden Zutatenlisten der To-Go-Theken zu zeitaufwändig. Damit Sie Ihr Magenknurren trotzdem in den Griff bekommen, zeigen wir Ihnen im Folgenden 15 histaminarme Rezepte, die Sie leicht vorbereiten und unkompliziert genießen können.

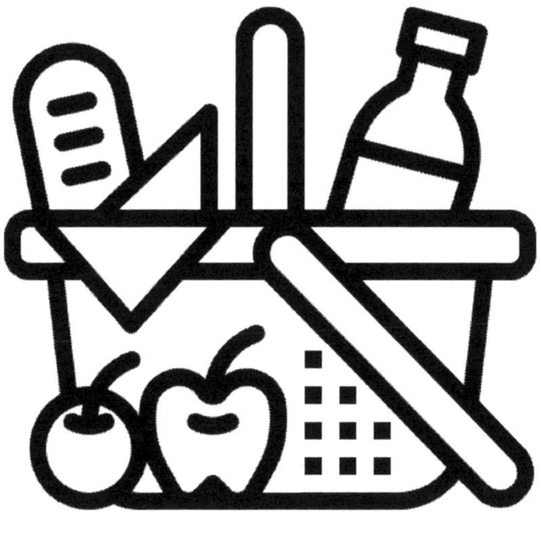

106. Vollkornbrötchen mit Schinken

Kalorien: 279 kcal | Fett: 11,3 g | Kohlenhydrate: 28,9 g | Eiweiß: 12,5 g

Zubereitungszeit: 5 min
Portionen: 1
Schwierigkeit: leicht

Zutaten:

- 1 Vollkornbrötchen
- 10 g Butter
- 4 dünne Scheiben Gurke
- 2 Salatblätter
- 1 Scheibe Kochschinken
- Etwas Senf

Zubereitung:

1. Das Brötchen aufschneiden, die Unterseite mit Butter und die Oberseite mit Senf bestreichen. Von einer Gurke vier dünne Scheiben schneiden. Die beiden Salatblätter waschen und trockentupfen.
2. Auf das Brötchen die beiden Salatblätter, den Schinken sowie die Gurkenscheiben legen. Den Deckel auf das Brötchen legen und in eine Brotdose packen.

Tipp: Wem eine Schinkenscheibe nicht genügt, der kann das Brötchen zusätzlich mit einer Scheibe Käse (z.B. junger Gouda) belegen. Diese versorgt den Körper zusätzlich mit Fett und Eiweiß.

107. Omelett-Sandwich

Kalorien: 343 kcal | Fett: 12,6 g | Kohlenhydrate: 36,6 g | Eiweiß: 18,6 g

Zubereitungszeit: 15 min
Portionen: 2
Schwierigkeit: leicht

Zutaten:

- ¼ Beet Kresse
- 50 g Frischkäse
- Salz und weißer Pfeffer
- Paprikapulver, edelsüß
- 4 Scheiben Sandwichtoast
- 4 Blätter Römersalat
- 2 Scheiben Kochschinken
- 1 Ei
- 1 EL Milch (1,5 % Fett)
- Etwas Schnittlauch

Zubereitung:

1. Die Kresse aus dem Beet schneiden und in einer Schüssel mit dem Frischkäse vermischen. Anschließend mit Salz, Pfeffer und Paprikapulver abschmecken.
2. Die Sandwichscheiben toasten und mit der Creme bestreichen.
3. Den Schnittlauch in kleine Röllchen schneiden und mit dem Ei sowie der Milch verquirlen. Anschließend mit Salz und Pfeffer würzen und in einer beschichteten Pfanne daraus zwei kleine Omeletts ausbacken.
4. Auf 2 Toastscheiben die Salatblätter verteilen. Anschließend jeweils ein Omelett und eine Scheibe Schinken darauflegen. Mit den beiden restlichen Toastscheiben bedecken.

Tipp: Um die Toasts in der Mittagspause besser essen zu können, die Toasts in der Mitte durchschneiden und nach Belieben mit einem Zahnstocher fixieren.

108. Nudelsalat mit Brokkoli und Zucchini

Kalorien: 333 kcal | Fett: 6,0 g | Kohlenhydrate: 54,1 g | Eiweiß: 13,4 g

Zubereitungszeit: **20 min**
Portionen: **3**
Schwierigkeit: **leicht**

Zutaten:

- 200 g Penne
- 1/2 Brokkoli
- 1 Zucchini
- 1 Zwiebel
- 1 Knoblauchzehe
- Salz und weißer Pfeffer
- 30 g Kapern (Glas)
- 1 EL Kokosöl

Zubereitung:

1. Die Nudeln in reichlich Salzwasser nach Packungsanweisung kochen, abgießen und abkühlen lassen.
2. Den Brokkoli putzen, waschen und in kleine Röschen schneiden. Die Zucchini waschen und in Würfel schneiden. Beides in kochendem Salzwasser für etwa 3 Minuten blanchieren, danach in Eiswasser abschrecken und abgießen.
3. Zwiebel und Knoblauch schälen. Beides in kleine Würfel schneiden. Das Kokosöl in einer Pfanne erhitzen, Zwiebel und Knoblauch darin glasig dünsten.
4. Zum Schluss die Zwiebel-Knoblauch-Mischung sowie Brokkoli und Zucchini zu den Nudeln geben. Die Kapern hinzufügen und mit Salz und Pfeffer abschmecken.

Tipp: Kochen Sie für sich allein, lohnt es sich trotzdem, eine größere Portion vorzubereiten. So ist nicht nur für einen, sondern gleich für mehrere Arbeitstage vorgekocht.

109. Baguette mit Putenbrust

Kalorien: 545 kcal | Fett: 30,5 g | Kohlenhydrate: 36,9 g | Eiweiß: 14,9 g

Zubereitungszeit: 10 min
Portionen: 2
Schwierigkeit: leicht

Zutaten:

- 2 Baguettebrötchen
- 40 g Kräuterbutter
- 4 Blatt Kopfsalat
- ½ Bund Petersilie
- 2 EL Kokosöl
- 2 dünne Putenschnitzel (je ca. 100 g)
- Salz und weißer Pfeffer
- Paprikapulver, edelsüß

Zubereitung:

1. Die Brötchen halbieren und mit der Kräuterbutter bestreichen.
2. Die Salatblätter sowie die Petersilie waschen und trockentupfen. Anschließend die Petersilie fein hacken.
3. Öl in einer beschichteten Pfanne erhitzen, die Putenschnitzel dazugeben und auf beiden Seiten jeweils 1-2 Minuten braten. Danach mit Salz, Pfeffer und Paprikapulver würzen.
4. Die unteren Hälften der Brötchen nacheinander mit Salatblättern, Petersilie sowie den Putenschnitzel belegen. Den Brötchendeckel daraufsetzen.

Tipp: Auch mit anderen Brötchen sowie Schweineschnitzel oder Rinderbrust lässt sich das Gericht gut zubereiten.

110. Bunter Salat mit Pfirsich

Kalorien: 253 kcal | Fett: 16,7 g | Kohlenhydrate: 18,4 g | Eiweiß: 4,5 g

Zubereitungszeit: **15 min**
Portionen: **2**
Schwierigkeit: **leicht**

Zutaten:

- 2 Salatherzen
- ½ Radicchio
- 1 gelbe Paprika
- ½ Salatgurke
- 1 Schalotte
- 1 Pfirsich
- 1 TL Sesam
- 1 TL Zucker
- 2 EL Apfelessig
- 2 EL Kokosöl
- Salz, weißer Pfeffer

Zubereitung:

1. Salatherzen sowie Radicchio waschen, trocknen und die Blätter in kleine Stücke schneiden. Die Paprika sowie die Salatgurke waschen, Paprika vierteln, die Kerne entfernen und würfeln. Die Gurke ebenfalls würfeln.
2. Die Schalotte schälen und in kleine Würfel schneiden. Pfirsich waschen, halbieren, den Kern entfernen und ebenfalls in Würfel schneiden.
3. Im Anschluss aus dem Sesam, Zucker, Essig und Öl ein Salatdressing anrühren, mit Salz und weißem Pfeffer abschmecken.
4. Die Salatzutaten in einer großen Schüssel miteinander mischen und in 2 Portionen aufteilen. Die Soße ebenfalls teilen und gesondert verpacken. Zum Essen in der Mittagspause den Salat mit dem Dressing mischen.

Tipp: Statt Salatherzen und Radicchio kann auch zu anderen Salatsorten gegriffen werden. Sehr lecker schmeckt das Rezept auch mit Nektarinen anstatt Pfirsichen.

111. Fenchel-Fisch-Salat

Kalorien: 477 kcal | Fett: 35,7 g | Kohlenhydrate: 11 g | Eiweiß: 26,1 g

Zubereitungszeit: **20 min**
Portionen: **1**
Schwierigkeit: **leicht**

Zutaten:

- ½ Fenchelknolle
- 125 g Fischfilet (z.B. Rotbarsch)
- ¼ kleiner Eisbergsalat
- ½ Bund Dill
- Salz und weißer Pfeffer
- 2 EL Kokosöl
- 2 EL Apfelsaft
- Etwas Zucker

Zubereitung:

1. Fenchelknolle putzen, das Grün entfernen und beiseitelegen. Die Knolle halbieren, den Strunk entfernen und in feine Streifen schneiden. In kochendem Salzwasser für 3 Minuten blanchieren. Anschließend abschütten und abtropfen lassen.
2. Das Fischfilet abspülen und in Salzwasser bei kleiner Hitze für etwa 10 Minuten ziehen lassen. Anschließend herausnehmen und in kleine Stücke schneiden.
3. Den Eisbergsalat waschen, trockentupfe und in Streifen schneiden.
4. Für das Dressing das Fenchelgrün sowie den Dill waschen, trockentupfen und fein hacken. Apfelsaft und Öl mit etwas Salz und Pfeffer verrühren, den Dill und das Fenchelgrün hinzugeben und mit etwas Zucker abschmecken.

Tipp: Damit der Salat frisch bleibt, das Dressing separat verpacken und erst beim Verzehr zu dem Salat geben. Dazu passt Toast.

112. Leichte Wraps mit Hähnchen

Kalorien: 327 kcal | Fett: 15,6 g | Kohlenhydrate: 24,4 g | Eiweiß: 21,5 g

Zubereitungszeit: **15 min**
Portionen: **2**
Schwierigkeit: **leicht**

Zutaten:

- 2 Tortilla-Wraps
- 150 g Hähnchenbrust
- 1 TL Kokosöl
- ½ TL Paprikapulver, edelsüß
- 50 g Frischkäse, Doppelrahmstufe
- 2 EL Milch
- 2 Blätter Blattsalat
- 50 g Salatgurke
- Salz und weißer Pfeffer

Zubereitung:

1. Die Hähnchenbrust leicht salzen und mit dem Öl einreiben. In einer beschichteten Pfanne von beiden Seiten scharf anbraten, anschließend bei mittlerer Hitze weitere 5 Minuten garen. Danach mit etwas Paprikapulver bestreuen und auskühlen lassen.
2. Den Frischkäse mit der Milch verrühren, mit etwas Salz und Pfeffer abschmecken. Salatblätter und Gurke waschen. Die Gurke anschließend in dünne Streifen schneiden.
3. Das Hähnchenbrustfilet nach dem Auskühlen in dünne Scheiben schneiden. Die Wraps nun mir der Frischkäsecreme bestreichen, dabei einen Rand freilassen. Gleichmäßig mit dem Salat, der Gurke sowie der Hähnchenbrust belegen. Eine Seite etwas einklappen, dann den Fladen einrollen.

Tipp: Noch würziger wird der Wrap, wenn man einen Kräuterfrischkäse verwendet. Da so gut wie jede Zutat in den Fladen passt, eignen sich Wraps hervorragend zur Resteverwertung.

113. Pastinakenküchlein mit Dip

Kalorien: 543 kcal | Fett: 22,2 g | Kohlenhydrate: 24,4 g | Eiweiß: 29,2 g

Zubereitungszeit: **20 min**
Portionen: **2**
Schwierigkeit: **leicht**

Zutaten:

- 500 g Pastinaken
- 1 Rote Zwiebel
- 250 g Magerquark
- 2 Eier
- 40 g feine Haferflocken
- Salz und weißer Pfeffer
- Kräuter nach Wahl
- 2 EL Rapsöl

Zubereitung:

1. Die Pastinaken sowie die Zwiebel schälen. Pastinaken fein raspeln und die Zwiebel in feine Würfel hacken.
2. 100 g Quark mit den Eiern sowie den Haferflocken in einer Schüssel verrühren. Salzen und pfeffern. Im Anschluss ¾ der Pastinaken sowie die Zwiebel hinzugeben.
3. Die restlichen Pastinakenraspel und den restlichen Magerquark miteinander mischen, die Kräuter hinzugeben und mit Salz und Pfeffer abschmecken.
4. Aus der Masse mit den Haferflocken 8 kleine oder 4 große Küchlein formen. Das Öl anschließend in einer beschichteten Pfanne erhitzen und die Puffer darin von beiden Seiten goldbraun braten.

Tipp: Die Küchlein schmecken auch kalt sehr gut und erhalten mit dem zusätzlichen Dip eine erfrischende Komponente.

114. Bunter Quinoa-Salat

Kalorien: 296 kcal | Fett: 8,7 g | Kohlenhydrate: 41 g | Eiweiß: 8,5 g

Zubereitungszeit: 20 min
Portionen: 3
Schwierigkeit: leicht

Zutaten:

- 150 g Quinoa
- 1 Rote Paprika
- 1 Gelbe Paprika
- 1 Gurke
- 1 Rote Zwiebel
- ½ Bund Petersilie
- 5 g Minze
- ¼ Beet Kresse
- 2 TL Gemüsebrühe ohne Geschmacksverstärker und Hefeextrakt
- 1 EL Kokosöl
- 1 EL Apfelessig
- Salz und weißer Pfeffer

Zubereitung:

1. Die Gemüsebrühe aufkochen, den Quinoa waschen und anschließend in die kochende Brühe geben. Für 15 Minuten bei geringer Hitze köcheln und abkühlen lassen.
2. In der Zwischenzeit die Paprika sowie die Gurke waschen. Die Paprika vierteln, das Kerngehäuse entfernen und kleine Würfel schneiden. Die Gurke ebenfalls würfeln. Anschließend die Zwiebel schälen und ebenfalls in feine Würfel schneiden.
3. Die Petersilie sowie die Minze waschen, abtrocknen und fein hacken. Die Kresse aus dem Beet zupfen. Die Kräuter mit dem Kokosöl sowie dem Essig verrühren und mit Salz und Pfeffer würzen.
4. Quinoa mit dem Gemüse und Dressing vermischen und gut durchziehen lassen.

Tipp: Zu dem Quinoa-Salat passt ein frischer Quark-Dip mit Kräutern oder Kräuterfrischkäse.

115. Hirse-Obstsalat

Kalorien: 356 kcal | Fett: 16,6 g | Kohlenhydrate: 43,6 g | Eiweiß: 5,5 g

Zubereitungszeit: 20 min
Portionen: 2
Schwierigkeit: leicht

Zutaten:

- 75 g Hirse
- 1 Apfel
- 100 g Honigmelone
- 1 Aprikose
- 50 g Kirschen
- 100 g Schlagsahne

Zubereitung:

1. Die Hirse in 250 ml Wasser bei geschlossenem Deckel für etwa 10 Minuten köcheln lassen, anschließend das überflüssige Wasser abschütten und auskühlen lassen.
2. In der Zwischenzeit Apfel, Aprikose und Kirschen waschen. Den Apfel vierteln, das Kerngehäuse entfernen und fein würfeln. Die Aprikose halbieren, den Kern entfernen und ebenfalls würfeln. Die Kirschen entsteinen und halbieren. Das Fruchtfleisch der Melone entfernen und ebenfalls fein würfeln.
3. Das Obst in einer Schüssel miteinander vermengen. Die Hirse unterrühren. Zu guter Letzt die Sahne steifschlagen und unter den Salat rühren.

Tipp: Der Obstsalat schmeckt mit jeglichem Obst nach Wahl. Wer eine leichtere Variante bevorzugt, kann den Salat mit Magerquark anstatt Sahne anrichten. Diesen eventuell leicht süßen.

116. Hähnchen-Frühlingssalat

Kalorien: 553 kcal | Fett: 24,8 g | Kohlenhydrate: 49,2 g | Eiweiß: 25,9 g

Zubereitungszeit: **20 min**
Portionen: **2**
Schwierigkeit: **leicht**

Zutaten:

- 2 Mairübchen
- 2 frische Rote Bete
- 1 Apfel
- 4 Stangen Frühlingszwiebel
- 2 EL Apfelessig
- 2 EL Kokosöl
- Salz und weißer Pfeffer
- 2 dünne Hähnchenschnitzel

Zubereitung:

1. Mairübchen und die Rote Bete schälen. Den Apfel waschen. Alles kleinraspeln und in einer Schüssel miteinander vermengen, etwas Salz hinzugeben. Die Frühlingszwiebeln putzen, in feine Ringe schneiden und zu dem restlichen Gemüse und den Äpfeln dazugeben.
2. In einer beschichteten Pfanne 1 EL Kokosöl erhitzen und die Hähnchenschnitzel hineingeben. Für ca. 2 Minuten von beiden Seiten braten, salzen und pfeffern. Anschließend vom Herd nehmen und auskühlen lassen.
3. Aus dem Essig, 1 EL Kokosöl, Salz und Pfeffer ein Dressing herstellen und über das Gemüse geben. Gut vermengen.
4. Zum Schluss die Hähnchenschnitzel kleinschneiden, den Salat auf 2 Boxen verteilen und das Hähnchen darauf aufteilen.

Tipp: Der Salat schmeckt am besten, wenn er über Nacht gut durchzieht. Dazu passt Baguette, Toast oder ein Brötchen.

117. Hähnchen-Pesto-Burger

Kalorien: 557 kcal | Fett: 34,9 g | Kohlenhydrate: 29,9 g | Eiweiß: 27,4 g

Zubereitungszeit: **25 min**
Portionen: **1**
Schwierigkeit: **leicht**

Zutaten:

- 1 Vollkornbrötchen
- 10 Blätter Basilikum
- 2 Macadamianüsse
- 1 TL Kokosöl
- 1 Hähnchenbrustfilet
- 1 TL Kokosöl
- 1 Salatblatt
- 4 Gurkenscheiben
- Salz und Pfeffer

Zubereitung:

1. Aus dem Basilikum, den Macadamianüssen und Kokosöl ein Pesto herstellen. Dafür etwas Wasser und Salz untermischen und in einer Küchenmaschine oder mit einem Pürierstab pürieren. Anschließend beiseitestellen.
2. Die Hähnchenbrust abspülen, trockentupfen und in kleine Scheiben schneiden. Das Kokosöl in einer beschichteten Pfanne erhitzen und die Filetscheiben von beiden Seiten für etwa 2 Minuten anbraten. Mit Salz und Pfeffer würzen und vom Herd nehmen.
3. Salatblatt waschen, Gurke in 4 Scheiben schneiden. Nun das Brötchen aufschneiden, die beiden Schnittflächen mit dem Pesto bestreichen. Die untere Hälfte mit dem Salatblatt garnieren, die Putenbruststreifen darauflegen und zum Schluss die Gurkenscheiben verteilen. Zu guter Letzt den Deckel verschließen.

Tipp: Statt Basilikum kann auch Bärlauch für das Pesto verwendet werden. Dieser hat einen noch intensiveren Geschmack.

118. Eiersalat mit Äpfeln

Kalorien: 292 kcal | Fett: 17,8 g | Kohlenhydrate: 14,6 g | Eiweiß: 18,9 g

Zubereitungszeit: **20 min**
Portionen: **2**
Schwierigkeit: **leicht**

Zutaten:

- 4 Eier
- 1 Apfel
- 1 Schalotte
- ¼ Gurke
- 50 g Frischkäse, Doppelrahmstufe
- 1 EL Apfelessig
- 40 g Magerquark
- Salz und weißer Pfeffer
- Ein paar Blätter Petersilie

Zubereitung:

1. Die Eier für etwa 10 Minuten hartkochen. Den Apfel sowie die Gurke waschen, den Apfel vierten, das Kerngehäuse entfernen und fein würfeln, die Gurke ebenfalls würfeln. Die Schalotte schälen und ebenfalls fein würfeln. Die Petersilie waschen und fein hacken. Das Gemüse und den Apfel gemeinsam mit der Petersilie vermengen.
2. Die Eier abschrecken, schälen und ebenfalls würfeln. Den Frischkäse mit Quark, Essig, Salz und Pfeffer verrühren, nach Belieben nachwürzen.
3. Die Quark-Frischkäsemischung unter das Gemüse rühren. Alles auf 2 Boxen verteilen und zum Schluss die Eier darauf verteilen.

Tipp: Eine Scheibe Vollkornbrot oder ein Brötchen nach Wahl passt sehr gut zum Salat.

119. Leichter Gemüsewrap

Kalorien: 386 kcal | Fett: 16,7 g | Kohlenhydrate: 41,3 g | Eiweiß: 14,1 g

Zubereitungszeit: **15 min**
Portionen: **1**
Schwierigkeit: **leicht**

Zutaten:

- 2 EL Kürbiskerne
- 50 g mildes Ajvar
- 4 Blätter Radicchio
- ¼ Salatgurke
- 4 Radieschen
- 1 Weizentortilla
- Salz und weißer Pfeffer

Zubereitung:

1. In einer beschichteten Pfanne ohne Öl die Kürbiskerne rösten. Dabei aufpassen, da sie schnell braun werden können.
2. Die Blätter des Radicchios abtupfen, waschen, die Radieschen sowie die Gurke waschen. Gurke und Radieschen in feine Stifte schneiden.
3. Die Tortilla in einer Pfanne ohne Fett für etwa 2 Minuten unter Wenden erwärmen. Das Ajvar auf den Fladen streichen, dabei einen Rand von etwa 3 cm rundherum lassen. Den Radicchio darauf verteilen und mit Gurke und Radieschen sowie den Kürbiskernen belegen. Zum Schluss etwas Salz und Pfeffer darüber geben.
4. Den Wrap einrollen, dafür zunächst auf einer Seite einklappen und vorsichtig zusammenrollen.

Tipp: Der Wrap kann auch schon am Vorabend zubereitet werden. Dann zieht alles gut durch und hat einen intensiveren Geschmack.

120. Nudelsalat aus Apfel und Zucchini

Kalorien: 613 kcal | Fett: 30,1 g | Kohlenhydrate: 67 g | Eiweiß: 11 g

Zubereitungszeit: **30 min**
Portionen: **1**
Schwierigkeit: **leicht**

Zutaten:

- ½ Gurke
- 1 Apfel
- 50 g Quinoa
- 100 g Rucola
- 4 Macadamianüsse
- 1 EL Kokosöl
- 1 EL Schlagsahne
- 1 EL Apfelessig
- 1 EL Agavendicksaft
- Salz und weißer Pfeffer

Zubereitung:

1. Für das Dressing das Kokosöl mit der Sahne, dem Essig sowie dem Agavendicksaft gut verrühren. Mit Salz und Pfeffer abschmecken.
2. Quinoa nach Packungsanweisung kochen. Die Macadamianüsse in einer beschichteten Pfanne rösten, dabei aufpassen, dass sie nicht braun werden. Anschließend die Nüsse fein hacken, den Rucola waschen und gut abtropfen lassen.
3. Die Gurke sowie den Apfel waschen und mit einem Spiralschneider aus beidem lange Nudeln herstellen.
4. Die Nudeln in ein Gefäß nach Wahl geben, den Quinoa, Rucola sowie die gehackten Macadamianüsse darauf verteilen und mit dem Dressing beträufeln.

Tipp: Besonders schön sieht das Gericht in einem Glas angerichtet aus. Dafür zunächst die Gurkennudeln einfüllen, Quinoa darauf verteilen. Anschließend den Rucola darauf geben und mit den Apfelnudeln abschließen. Die Macadamianüsse und das Dressing darauf verteilen. Direkt vor dem Essen das Glas gut durchschütteln, damit sich das Dressing besser verteilt.

Suppen

Ob leicht und erfrischend oder schön deftig – Suppen sind das ganze Jahr über gefragt und erfreuen sich besonderer Beliebtheit. Sie sind häufig mit nur wenigen Handgriffen in kürzester Zeit zubereitet und schmecken sehr lecker. Da sie aus den unterschiedlichsten Zutaten bestehen können, ist die Zubereitung und das Genießen einer schmackhaften Suppe auch bei Histaminunverträglichkeit kein Problem. Ob sie dabei klassisch und nach alter Tradition zubereitet wird oder aufregende (fern-)östliche Komponenten in sich trägt, spielt dabei keine Rolle. Die 15 folgenden Rezepte helfen Ihnen dabei, eine schnelle und dabei geschmacksintensive sowie histaminarme Suppe herzustellen. Ob leicht und sommerlich oder gut sättigend, ob als Vorspeise für ein histaminarmes Menü oder als leckerer Hauptgang: Hier ist für Jeden das passende dabei. Worauf warten Sie also? An die Löffel, fertig, los!

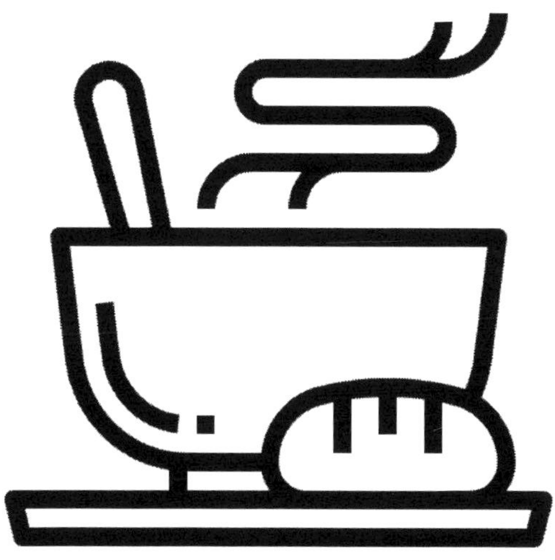

121. Reissuppe mit Zucchini

Kalorien: 282 kcal | Fett: 15,9 g | Kohlenhydrate: 7,4 g | Eiweiß: 6,1 g

Zubereitungszeit: **20 min**
Portionen: **2**
Schwierigkeit: **leicht**

Zutaten:

- 2 EL Kokosöl
- 2 Knoblauchzehen
- 1 Prise Kreuzkümmel
- 1 l Gemüsebrühe ohne Geschmacksverstärker und Hefeextrakt
- 1 Zucchini
- 4 EL Basmatireis
- Salz und weißer Pfeffer

Zubereitung:

1. Den Knoblauch schälen und in dünne Scheiben schneiden. Die Zucchini putzen und fein würfeln.
2. Das Öl in einem Topf erhitzen und den Knoblauch darin für etwa 2 Minuten dünsten. Den Kreuzkümmel hinzugeben und auf niedriger Stufe für etwa eine Minute rösten.
3. Anschließend die Brühe, Zucchinistücke und Reis hinzugeben. Einmal aufkochen lassen, danach auf mittlerer Hitze für etwa 10 Minuten köcheln, bis die Zucchini und der Reis gar sind. Zum Abschluss mit Salz und Pfeffer abschmecken.

Tipp: Wer gerne den Gemüseanteil erhöhen möchte, kann Karotte, Frühlingszwiebel und weitere Gemüsesorten hinzufügen.

122. Süßkartoffelsuppe mit Ingwer

Kalorien: 301 kcal | Fett: 17 g | Kohlenhydrate: 31,8 g | Eiweiß: 2,6 g

Zubereitungszeit: 30 min
Portionen: 3
Schwierigkeit: leicht

Zutaten:

- 1 TL Kokosöl
- ½ Zwiebel
- 10 g Ingwer
- 1 TL Salz
- 350 Süßkartoffeln
- 200 ml Kokosmilch
- ½ l Gemüsebrühe ohne Geschmacksverstärker und Hefeextrakt
- 30 g frischer Koriander

Zubereitung:

1. Die Zwiebel sowie die Ingwerwurzel schälen und fein hacken. Die Süßkartoffeln ebenfalls schälen und würfeln.
2. In einem Topf das Kokosöl erhitzen. Zwiebel und Ingwer hineingeben und für etwa 3 Minuten dünsten.
3. Anschließend Süßkartoffeln, Kokosmilch, Salz und Brühe ebenfalls hineingeben, kurz aufkochen lassen und schließlich auf mittlerer Stufe für etwa 20 Minuten köcheln lassen. Die Süßkartoffeln sollten danach gar sein.
4. Mit einem Pürierstab die Suppe bearbeiten, bis sie sämig ist und keine Stücke mehr vorhanden sind. Noch einmal auf den Herd stellen und aufkochen lassen.
5. Zum Servieren den Koriander waschen, fein hacken und auf die Suppe geben.

Tipp: Wer zu einer fettarmen Kokosmilch greift, spart Kalorien, jedoch wird die Suppe dann nicht ganz so cremig.

123. Gurkensüppchen mit Koriander

Kalorien: 374 kcal | Fett: 30,5 g | Kohlenhydrate: 18,5 g | Eiweiß: 4,9 g

Zubereitungszeit: 20 min
Portionen: 3
Schwierigkeit: mittel

Zutaten:

- 1 Salatgurke
- 2 Zwiebeln
- 1 EL Kokosöl
- 400 ml Gemüsebrühe ohne Geschmacksverstärker und Hefeextrakt
- 250 ml Schlagsahne
- 3 EL Weizenmehl
- Salz und weißer Pfeffer
- Etwas Dill, frisch oder getrocknet
- 1 kleiner Bund Koriander

Zubereitung:

1. Die Gurke waschen, schälen und in kleine Stücke schneiden. Die Zwiebeln ebenfalls schälen und fein würfeln.
2. Das Öl in einem großen Topf erhitzen. Zwiebel und Gurkenwürfel andünsten. Mit der Brühe sowie der Schlagsahne ablöschen und das Ganze einmal aufkochen lassen.
3. Anschließend das Mehl langsam unter dauerhaftem Rühren einstreuen und kochen lassen. Die Suppe sollte nun langsam eindicken. Mit Salz, Pfeffer und Dill würzen.
4. Zum Abschluss den Koriander waschen, trockentupfen, fein hacken und mit in die Suppe geben. Mit einem Pürierstab die Suppe so lange bearbeiten, bis keine Stückchen mehr übrig sind.
5. Nach Belieben im Vorfeld etwas Koriander zur Seite legen und die Suppe damit garnieren.

Tipp: Die Suppe kann sowohl warm als auch kalt gegessen werden. Ein Stück Baguette passt hervorragend dazu.

124. Möhren-Kokossuppe

Kalorien: 261 kcal | Fett: 21,2 g | Kohlenhydrate: 12,9 g | Eiweiß: 4,9 g

Zubereitungszeit: **25 min**
Portionen: **2**
Schwierigkeit: **leicht**

Zutaten:

- 200 g Möhren
- 1 Zwiebel
- ½ Knoblauchzehe
- 1 EL Kokosöl
- 300 ml Hühnerbrühe ohne Geschmacksverstärker und Hefeextrakt
- 100 ml Kokosmilch
- ½ Beet Kresse
- Salz und weißer Pfeffer
- Kurkuma
- Getrockneter Koriander
- 10 g Kürbiskerne

Zubereitung:

1. Die Möhren, Zwiebel und den Knoblauch schälen. Den Knoblauch mit der flachen Messerseite zerdrücken, Zwiebel und Möhren fein würfeln.
2. Das Kokosöl in einem Topf erhitzen, Möhren, Knoblauch und die Zwiebel darin für 3-4 Minuten andünsten. Anschließend das Ganze mit der Brühe und der Kokosmilch ablöschen und für 15 Minuten garen.
3. Die Kürbiskerne in einer beschichteten Pfanne ohne Fett kurz anrösten. Dabei aufpassen, dass sie nicht verbrennen. Die Kresse in der Zwischenzeit vom Bett schneiden.
4. Die Suppe pürieren und mit Salz, Pfeffer, Kurkuma und Koriander abschmecken. Zum Servieren mit den Kürbiskernen sowie der Kresse bestreuen.

Tipp: Als Einlage eignen sich auch Kürbiskerne, Pinienkerne, Kokos-Chips sowie andere Kräuter wie beispielsweise Petersilie.

125. Kartoffel-Lauch-Suppe

Kalorien: 405 kcal | Fett: 21 g | Kohlenhydrate: 40,5 g | Eiweiß: 9,1 g

Zubereitungszeit: **30 min**
Portionen: **3**
Schwierigkeit: **leicht**

Zutaten:

- 500 g Kartoffeln
- 400 g Lauch
- 1 l Hühnerbrühe ohne Geschmacksverstärker und Hefeextrakt
- 200 ml Schlagsahne
- Salz und weißer Pfeffer
- 2 Scheiben Toast

Zubereitung:

1. Die Kartoffeln schälen und würfeln. Den Lauch putzen und in feine Ringe schneiden. Eine Handvoll Ringe beiseitelegen.
2. Die Kartoffeln und den Lauch gemeinsam mit der Hühnerbrühe in einem Topf zum Kochen bringen und für 20 Minuten köcheln lassen. Anschließend mit einem Pürierstab sämig pürieren.
3. Die Sahne steif schlagen und locker unter die Suppe ziehen. Anschließend mit Salz und Pfeffer abschmecken und noch einmal für etwa 5 Minuten köcheln lassen.
4. In der Zwischenzeit den Toast würfeln und in einer beschichteten Pfanne ohne Fett rösten. Zum Schluss gemeinsam mit dem Lauch auf der Suppe anrichten.

Tipp: Kürbiskerne eignen sich neben den Brotscheiben ebenfalls gut als Suppeneinlage. Diese dafür ebenfalls in einer Pfanne ohne Öl rösten und auf die Suppe geben.

126. Brokkolicremesüppchen

Kalorien: 275 kcal | Fett: 22,8 g | Kohlenhydrate: 22,8 g | Eiweiß: 9,1 g

Zubereitungszeit: 25 min
Portionen: 4
Schwierigkeit: leicht

Zutaten:

- 1 Zwiebel
- 2 Knoblauchzehen
- 400 g Kartoffeln
- 2 EL Kokosöl
- 600 g Brokkoli
- 1 l Gemüsebrühe ohne Geschmacksverstärker und Hefeextrakt
- 200 g Schlagsahne
- Salz und weißer Pfeffer

Zubereitung:

1. Zunächst Zwiebel und Knoblauch schälen und beides fein würfeln. Die Kartoffeln schälen, waschen und in Würfel schneiden.
2. In einem Topf das Öl erhitzen und die Zwiebel und Knoblauch darin glasig dünsten. Anschließend Brokkoli und Kartoffeln hinzufügen und kurz mitdünsten.
3. Gemüsebrühe und Schlagsahne hinzuschütten, aufkochen und anschließend bei mittlerer Hitze und verschlossenem Deckel für etwa 12 Minuten köcheln.
4. In der Zwischenzeit die Hälfte der Sahne mit einem Schneebesen halbsteif schlagen. Die Suppe nach dem Köcheln vom Herd nehmen und mit einem Pürierstab fein pürieren. Die restliche Sahne unterrühren, noch einmal aufkochen lassen und mit Salz und Pfeffer abschmecken.
5. Zum Servieren einen Klecks Schlagsahne auf die Suppe geben.

Tipp: Mit etwas Grün garniert sieht die Suppe noch ansprechender aus. Dafür Petersilie oder Schnittlauch fein hacken und auf der Suppe verteilen. Dazu schmeckt Baguette.

127. Suppe mit Zucchini und Fenchel

Kalorien: 190 kcal | Fett: 6,5 g | Kohlenhydrate: 17,1 g | Eiweiß: 11,5 g

Zubereitungszeit: 30 min
Portionen: 2
Schwierigkeit: leicht

Zutaten:

- 2 Fenchelknollen
- 2 Zucchini
- 2 Schalotten
- 1 EL Butter
- 400 ml Gemüsebrühe ohne Geschmacksverstärker und Hefeextrakt
- 100 ml Milch (1,5 % Fett)
- Salz und weißer Pfeffer

Zubereitung:

1. Den Fenchel waschen, halbieren, den Strunk entfernen und die Knolle fein würfeln. Das Fenchelgrün zur Seite stellen.
2. Die Zucchini waschen und in feine Würfel schneiden. Die Schalotten schälen und ebenfalls fein würfeln.
3. In einem Topf die Butter zerlassen und die Zwiebeln darin glasig andünsten. Anschließend Fenchel und Zucchini dazugeben und für etwa 3 Minuten dünsten.
4. Gemüsebrühe und Milch hinzugeben, kurz aufkochen lassen und bei mittlerer Hitze und geschlossenem Deckel für etwa 15 Minuten köcheln lassen.
5. Zu guter Letzt die Suppe pürieren. Noch etwas Wasser hinzugeben, falls sie zu dickflüssig ist und mit Salz und Pfeffer abschmecken. Das Fenchelgrün für die Garnitur fein hacken und auf die Suppe streuen.

Tipp: Wer es cremiger mag, kann anstatt der Milch zu Schlagsahne greifen. Dann hat sie allerdings mehr Kalorien und einen höheren Fettanteil.

128. Spargelsuppe mit Frühlingszwiebeln

Kalorien: 228 kcal | Fett: 5,9 g | Kohlenhydrate: 21,2 g | Eiweiß: 2,1 g

---

Zubereitungszeit: 25 min
Portionen: 2
Schwierigkeit: leicht

Zutaten:

- 50 g Butter
- 1 Rote Zwiebel
- 1 Knoblauchzehe
- 500 g weißer Spargel
- 500 ml Gemüsebrühe ohne Geschmacksverstärker und Hefeextrakt
- Salz und weißer Pfeffer
- 2 Stangen Frühlingszwiebel

Zubereitung:

1. Zwiebel und Knoblauch schälen und fein würfeln. Die holzigen Enden des Spargels abschneiden, den Spargel putzen und schälen, anschließend in kleine Stücke schneiden.
2. Die Butter in einem Topf erhitzen, Zwiebel und Knoblauch hinzugeben und glasig dünsten. Anschließend den Spargel hinzugeben und mit andünsten.
3. Die Gemüsebrühe hinzugeben, kurz aufkochen lassen und für 15 Minuten weiter köcheln lassen. Nach der Kochzeit die Suppe pürieren. Noch einmal auf den Herd stellen, mit Salz und Pfeffer würzen.
4. In der Zwischenzeit die Frühlingszwiebeln putzen und in feine Ringe schneiden. Anschließend zur Suppe geben. Nach Belieben mit weiteren Gewürzen abschmecken.

Tipp: Wer die Suppe cremiger mag, kann etwas Milch oder Schlagsahne vor dem Pürieren hinzufügen.

129. Radieschensuppe mit Croutons

Kalorien: 351 kcal | Fett: 20 g | Kohlenhydrate: 35,2 g | Eiweiß: 6,1 g

Zubereitungszeit: **30 min**
Portionen: **4**
Schwierigkeit: **mittel**

Zutaten:

- 1 Zwiebel
- 2 Bund Radieschen
- 2 EL Butter
- 1 EL brauner Zucker
- 700 ml Gemüsebrühe ohne Geschmacksverstärker und Hefeextrakt
- Salz und weißer Pfeffer
- 200 ml Schlagsahne
- ½ Bund Dill
- 1 Baguette

Zubereitung:

1. Die Zwiebel schälen und in feine Würfel schneiden. Das Radieschengrün entfernen, die Radieschen waschen und zwei Drittel davon vierteln. Die Restlichen in feine Scheiben schneiden. Anschließend ein paar Radieschenblätter waschen und fein hacken.
2. In einem Topf 1 EL Butter erhitzen und die Zwiebel sowie die geviertelten Radieschen darin glasig dünsten. Unter Rühren den Zucker hinzugeben, anschließend die Gemüsebrühe hinzugeben und für 15 Minuten köcheln lassen, bis die Radieschen weich sind.
3. Nun die Suppe pürieren, bis keine Stückchen mehr vorhanden sind. Mit Salz und Pfeffer abschmecken und die Hälfte der Sahne hinzugeben. Noch einmal aufkochen lassen.
4. Die restliche Sahne mit einer Prise Salz steif schlagen. Den Dill waschen und hacken.
5. In der Zwischenzeit das Baguette in feine Würfel schneiden und in einer Pfanne 1 EL Butter erhitzen. Die Baguettewürfel hinzugeben und knusprig anbraten.
6. Zu guter Letzt die Sahne sowie Dill und die gehackten Radieschenblätter unter die Suppe rühren und die Baguettewürfel darauf verteilen.

130. Kalte Gurken-Minzsuppe

Kalorien: 106 kcal | Fett: 0,5 g | Kohlenhydrate: 8,3 g | Eiweiß: 16,3 g

Zubereitungszeit: 10 min
Portionen: 4
Schwierigkeit: leicht

Zutaten:

- 1 Salatgurke
- 3 Stiele Minze
- 1 Knoblauchzehe
- 2 Frühlingszwiebeln
- 500 g Magerquark
- Salz und weißer Pfeffer

Zubereitung:

1. Die Gurke waschen, ein Drittel in kleine Würfel schneiden, den Rest in Stücke schneiden. Die Minze waschen, trockentupfen und fein hacken. Einen Teil zur Seite stellen. Den Knoblauch schälen und ebenfalls fein hacken. Die Frühlingszwiebeln waschen und in feine Ringe schneiden.
2. Gurke, Minze, Knoblauch und Frühlingszwiebeln gemeinsam mit dem Quark in einen Mixer geben oder mit dem Pürierstab fein pürieren. Mit Salz und Pfeffer abschmecken.
3. Die Suppe zum Servieren auf 4 Schalen verteilen. Mit den Gurkenwürfeln sowie der zurückgestellten Minze garnieren.

Tipp: Das Rezept ist sehr leicht und eignet sich hervorragend für den Sommer. Die Suppe kann auch als Smoothie getrunken werden. Eventuell noch ein paar Eiswürfel hinzugeben.

131. Kartoffelsuppe mit Croutons

Kalorien: 445 kcal | Fett: 24,4 g | Kohlenhydrate: 45,7 g | Eiweiß: 7,5 g

Zubereitungszeit: **30 min**
Portionen: **2**
Schwierigkeit: **leicht**

Zutaten:

- 2 Schalotten
- 400 g mehlig kochende Kartoffeln
- 2 EL Butter
- 500 ml Gemüsebrühe ohne Geschmacksverstärker und Hefeextrakt
- 100 ml Schlagsahne
- 2 Scheiben Toastbrot
- Salz und weißer Pfeffer
- Kreuzkümmel

Zubereitung:

1. Die Schalotten schälen und fein würfeln. Kartoffeln ebenfalls schälen und würfeln.
2. In einem Topf 1 EL Butter erhitzen und die Zwiebeln darin glasig dünsten. Die Kartoffeln hinzugeben und für etwa 5 Minuten dünsten. Anschließend die Gemüsebrühe sowie die Sahne hinzugeben und bei mittlerer Hitze für etwa 15 Minuten köcheln lassen.
3. Inzwischen die Toastscheiben in feine Würfel schneiden. 1 EL Butter in einer beschichteten Pfanne erhitzen und die Toastwürfel darin goldbraun anrösten.
4. Die Suppe fein pürieren. Mit Salz, Pfeffer und dem Kreuzkümmel abschmecken. Noch einmal aufkochen lassen. Beim Servieren die Croutons darauf streuen.

Tipp: Für eine grüne Note kann die Suppe zusätzlich mit Kräutern wie Petersilie, Thymian oder Koriander garniert werden.

132. Gelbe Suppe mit Hähnchenspießen

Kalorien: 402 kcal | Fett: 28 g | Kohlenhydrate: 15,9 g | Eiweiß: 21,8 g

Zubereitungszeit: **30 min**
Portionen: **2**
Schwierigkeit: **leicht**

Zutaten:

- 1 Schalotte
- 1 große Möhre
- 1 Stange Staudensellerie mit Grün
- 1 Dose Mais (300 g)
- 1 TL Butter
- 300 ml Gemüsebrühe ohne Geschmacksverstärker und Hefeextrakt
- 100 ml Schlagsahne
- Salz und weißer Pfeffer
- 150 g Hähnchenbrustfilet
- 1 EL Kokosöl

Zubereitung:

1. Zwiebel und Möhre schälen, beides fein würfeln. Die Sellerie putzen, das Grün zur Seite stellen und die Sellerie würfeln.
2. In einem Topf die Butter zerlassen und die Zwiebel, Möhre sowie die Hälfte der Sellerie darin für etwa 5 Minuten düsten. Den Mais abschütten und gemeinsam mit der Brühe und der Sahne in den Topf geben. Nun für etwa 15 Minuten bei geringer Hitze köcheln lassen.
3. In der Zwischenzeit das Filet abspülen, in Scheiben schneiden und mit Salz und Pfeffer würzen. Das Fleisch nun auf 2 Spieße verteilen. Das Kokosöl in einer beschichteten Pfanne erhitzen und die Spieße für etwa 4 Minuten von beiden Seiten braten, bis sie hellbraun sind.
4. Zu guter Letzt die Suppe pürieren und mit Salz und Pfeffer würzen. Die restliche Sellerie sowie das Grün darauf streuen, den Bratensud in die Suppe mischen und mit den Hähnchenspießen garniert servieren.

133. Blumenkohl-Cremesüppchen

Kalorien: 178 kcal | Fett: 8,2 g | Kohlenhydrate: 14,7 g | Eiweiß: 7,5 g

Zubereitungszeit: **30 min**
Portionen: **4**
Schwierigkeit: **leicht**

Zutaten:

- 1 Blumenkohl (ca. 900 g)
- 200 g Kartoffeln
- 1 l Gemüsebrühe ohne Geschmacksverstärker und Hefeextrakt
- 100 ml Schlagsahne
- 1 TL Speisestärke
- Salz und weißer Pfeffer
- Kreuzkümmel
- Kurkuma
- ½ Bund frischer Koriander

Zubereitung:

1. Die Kartoffeln schälen und in kleine Würfel schneiden. Den Blumenkohl putzen und kleine Röschen schneiden.
2. Die Gemüsebrühe in einem Kochtopf erhitzen und die Kartoffeln sowie den Blumenkohl hineingeben. Für etwa 20 Minuten köcheln lassen, bis alles weich ist.
3. Anschließend den Topf vom Herd nehmen und die Suppe fein pürieren. Noch einmal auf den Herd stellen, die Sahne hinzugeben und mit Salz, Pfeffer, Kreuzkümmel und Kurkuma abschmecken.
4. Nun die Speisestärke in etwas kaltem Wasser anrühren und unter die Suppe geben. Noch einmal unter Rühren aufkochen lassen.
5. Zu guter Letzt den Koriander waschen, fein hacken und über die Suppe streuen.

Tipp: Wer die leicht orientalische Note von Kreuzkümmel und Kurkuma nicht mag, lässt die Gewürze einfach weg und greift stattdessen beispielsweise zu Paprikapulver oder nutzt mehr Salz und Pfeffer.

134. Asia-Reissuppe

Kalorien: 192 kcal | Fett: 1 g | Kohlenhydrate: 36,5 g | Eiweiß: 4,6 g

Zubereitungszeit: 20 min
Portionen: 1
Schwierigkeit: leicht

Zutaten:

- 25 g Basmatireis
- 1 Möhre
- ½ gelbe Paprikaschote
- 1 Frühlingszwiebeln
- 150 ml Gemüsebrühe ohne Geschmacksverstärker und Hefeextrakt
- 2 Stiele Koriander
- Salz und weißer Pfeffer

Zubereitung:

1. Den Reis nach Packungsanweisung zubereiten. Die Möhre schälen und in dünne Scheiben schneiden. Die Paprika putzen, halbieren, das Kerngehäuse entfernen und in kleine Würfel schneiden. Die Frühlingszwiebel putzen und in dünne Ringe schneiden.
2. Anschließend den Reis abschütten. Die Gemüsebrühe in einem Topf aufkochen. Das Gemüse hinzugeben und für etwa 4 Minuten garen, anschließend mit Salz und Pfeffer abschmecken.
3. In der Zwischenzeit Koriander waschen und fein hacken.
4. Zum Anrichten den Reis in eine Schüssel oder einen tiefen Teller geben, die Brühe darauf geben und mit dem Koriandergrün garnieren.

Tipp: Nach Belieben noch mehr Gewürze verwenden. Kreuzkümmel gibt beispielsweise eine zusätzliche asiatische Note.

135. Lauch-Zwiebelsuppe

Kalorien: 121 kcal | Fett: 7,9 g | Kohlenhydrate: 8,2 g | Eiweiß: 8,8 g

Zubereitungszeit: **25 min**
Portionen: **4**
Schwierigkeit: **leicht**

Zutaten:

- 3 Zwiebeln
- 300 g Lauch
- 2 EL Kokosöl
- 750 ml Gemüsebrühe ohne Geschmacksverstärker und Hefeextrakt
- 1 EL Weizenmehl
- 1 TL getrockneter Thymian
- Salz und weißer Pfeffer

Zubereitung:

1. Die Zwiebeln schälen und den Lauch putzen, beides in feine Ringe schneiden.
2. Das Öl in einer Pfanne erhitzen und Zwiebeln, Lauch sowie den Thymian für etwa 3 Minuten dünsten. Anschließend mit dem Mehl bestäuben und dieses mit anschwitzen. Mit der Gemüsebrühe ablöschen. Für etwa 15 Minuten köcheln lassen.
3. Zu guter Letzt die Suppe mit Salz und Pfeffer abschmecken und anrichten.

Tipp: Zu der Suppe passt mit Käse überbackenes Baguette. Dafür Käse, z.B. junger Gouda, reiben, Baguette auf ein Backblech legen, den Gouda darauf verteilen und für etwa 5 Minuten bei 160 Grad backen.

Aufstriche und Soßen

Ob als Beigabe zum Grillen, als Teil einer Brotzeit oder zum Dippen für Zwischendurch: Soßen und Aufstriche sind immer eine gute Idee. Sie runden Hauptgerichte und Snacks ab, können fade Speisen zu echten Geschmacksexplosionen erheben und sind häufig im Handumdrehen gemacht. Wer nun jedoch sofort an Tomatensoßen oder Ketchup denkt, kommt zumindest im Falle einer Histaminunverträglichkeit nicht sonderlich weit. Denn die südländische Frucht ist bei einer Histaminunverträglichkeit tabu. Glücklicherweise gibt es fernab von Fertigsoßen auf Tomatenbasis noch viele weitere Möglichkeiten, wie Sie Ihre Brötchen, Hauptgerichte und Desserts geschmacklich abrunden können. Egal ob exotisch, gut bürgerlich oder experimentell – finden Sie Ihren liebsten Aufstrich oder die beste Soße zu Fleisch, Fisch und Gemüse. Im Folgenden finden Sie eine Auswahl an 15 verschiedenen Rezepten. Ob süß oder herzhaft – mit Sicherheit ist auch Ihr neuer histaminarmer Favorit dabei.

136. Frischkäseaufstrich mit Bärlauch

Kalorien: 168 kcal | Fett: 15,6 g | Kohlenhydrate: 1,8 g | Eiweiß: 5,4 g

---

Zubereitungszeit: **5 min**
Portionen: **4**
Schwierigkeit: **leicht**

Zutaten:

- 200 g Doppelrahmfrischkäse
- 20 g frischer Bärlauch
- Salz und weißer Pfeffer

Zubereitung:

1. Den Bärlauch waschen und kleinhacken, anschließend mit dem Frischkäse in einer Schüssel gut verrühren. Zum Schluss mit Salz und Pfeffer abschmecken.

Tipp: Hat Bärlauch keine Saison, so kann zu Bärlauchpaste gegriffen werden. Diese gibt es in vielen Supermärkten zu kaufen.

137. Sahnesoße mit Basilikum

Kalorien: 297 kcal | Fett: 29,9 g | Kohlenhydrate: 3,6 g | Eiweiß: 3,7 g

Zubereitungszeit: 20 min
Portionen: 4
Schwierigkeit: leicht

Zutaten:

- 1 Schalotte
- 2 Knoblauchzehen
- 15 g Butter
- 200 g Schlagsahne
- 2 Bund Basilikum
- 100 g Mascarpone
- Salz und weißer Pfeffer
- 1 Prise Zucker
- 1 Eigelb

Zubereitung:

1. Die Zwiebel und den Knoblauch schälen und fein würfeln. In einer beschichteten Pfanne die Butter schmelzen, anschließend die Schalotte und den Knoblauch hinzugeben und glasig dünsten. Mit der Sahne ablöschen und ohne Deckel für etwa 5 Minuten köcheln lassen.
2. Basilikum waschen, einige Blätter in feine Streifen schneiden, zur Seite stellen. Die restlichen Blätter werden fein gehackt.
3. Nun das Sahne-Zwiebel-Gemisch durch ein Sieb passieren und die Mascarpone sowie den Zucker einrühren. Kurz einkochen lassen. Das gehackte Basilikum dazugeben, mit Salz und Pfeffer abschmecken.
4. Etwas Soße in eine Schüssel geben und das Eigelb damit vermischen, anschließend das Gemisch zu der Soße geben, kurz einköcheln.
5. Zu guter Letzt die Soße mit den zurückgestellten Basilikumstreifen garnieren.

Tipp: Mit anderen Kräutern lässt sich die Soße gut variieren. Dill, Petersilie oder Schnittlauch geben beispielsweise einen guten Geschmack.

138. Paprikasoße

Kalorien: 104 kcal | Fett: 3,6 g | Kohlenhydrate: 11 g | Eiweiß: 2,3 g

Zubereitungszeit: 15 min
Portionen: 4
Schwierigkeit: leicht

Zutaten:

- 2 rote Paprikaschoten
- 2 gelbe Paprikaschoten
- 2 Schalotten
- 2 Knoblauchzehen
- 1 EL Butter
- Kräuter der Provence, frischer oder getrocknet
- Salz und weißer Pfeffer
- 400 ml Hühnerbrühe ohne Geschmacksverstärker und Hefeextrakt
- 1 Prise Zucker

Zubereitung:

1. Die Paprikaschoten putzen, das Kerngehäuse entfernen und grob würfeln. Schalotten und Knoblauch schälen und ebenfalls würfeln.
2. In einem Topf die Butter erhitzen, Schalotten, Knoblauch sowie die Paprikawürfel hinzugeben. Alles für etwa 5 Minuten braten und anschließend mit den Kräutern, Salz und Pfeffer würzen.
3. Die Brühe dazugeben und alles bei offenem Topf auf kleiner Flamme schmoren, bis die Paprika weich ist.
4. Zu guter Letzt die Soße pürieren, passieren und noch einmal erhitzen. Mit Salz, Pfeffer und dem Zucker abschmecken.

Tipp: Die Soße passt hervorragend zu Teigtaschen mit Fisch- oder Fleischfüllung.

139. Aufstrich aus Rote Bete und Koriander

Kalorien: 102 kcal | Fett: 5 g | Kohlenhydrate:5,6 g | Eiweiß: 3,9 g

---

Zubereitungszeit: **5 min**
Portionen: **4**
Schwierigkeit: **leicht**

Zutaten:

- 250 g vorgekochte Rote Bete
- 30 g Kürbiskerne
- 1 EL Schlagsahne
- 1 Knoblauchzehe
- ½ EL Kokosöl
- 10 g Koriander
- Salz und weißer Pfeffer

Zubereitung:

1. Die Kürbiskerne für etwa 2 Stunden in Wasser einweichen. Anschließend das Wasser abschütten und gut abtropfen lassen.
2. Die Knoblauchzehe schälen und mit der Roten Bete, den Kürbiskernen sowie dem Knoblauch pürieren.
3. Den Koriander waschen, trockentupfen, fein hacken und mit der Schlagsahne sowie dem Kokosöl zum Püree hinzugeben. Mit Salz und Pfeffer abschmecken.

Tipp: Im Kühlschrank hält sich der Aufstrich bis zu 3 Tage, daher sollte er recht schnell aufgebraucht werden.

140. Gelber Aufstrich

Kalorien: 307 kcal | Fett: 29,2 g | Kohlenhydrate: 5 g | Eiweiß: 6 g

Zubereitungszeit: **15 min**
Portionen: **2**
Schwierigkeit: **leicht**

Zutaten:

- 1 Schalotte
- 1 Knoblauchzehe
- 1 EL Kokosöl
- 2 TL Kurkuma
- 100 g Frischkäse, Doppelrahmstufe
- Salz und weißer Pfeffer

Zubereitung:

1. Zwiebel und den Knoblauch schälen und fein würfeln.
2. In einer beschichteten Pfanne das Öl erhitzen und die Zwiebel sowie den Knoblauch glasig dünsten. Kurkuma hinzugeben und kurz mitdünsten lassen.
3. Anschließend die Pfanne vom Herd nehmen, kurz auskühlen lassen und den Frischkäse unterrühren. Mit Salz und Pfeffer abschmecken.

Tipp: Das Rezept eignet sich sowohl als Aufstrich auf Brot oder Brötchen und als Dip für Gemüse oder Kräcker.

141. Karamellsoße mit Salz

Kalorien: 322 kcal | Fett: 12,4 g | Kohlenhydrate: 58,7 g | Eiweiß: 2 g

Zubereitungszeit: **10 min**
Portionen: **2**
Schwierigkeit: **leicht**

Zutaten:

- 100 g Zucker
- 50 ml Milch (1,5 % Fett)
- 30 g Margarine
- ½ TL Meersalz

Zubereitung:

1. Den Zucker in eine beschichtete Pfanne geben und langsam bei mittlerer Hitze karamellisieren. Anschließend die Margarine hinzugeben und schmelzen lassen.
2. Nun die Pfanne vom Herd nehmen und die Milch sowie das Salz unterrühren. Anschließend die Soße abkühlen lassen.

Tipp: Die Karamellsoße ist ideal als Topping für Pancakes, Waffeln oder anderes süßes Gebäck geeignet.

142. Ziegenfrischkäse-Honig-Aufstrich

Kalorien: 83 kcal | Fett: 4,4 g | Kohlenhydrate: 6,3 g | Eiweiß: 3,4 g

Zubereitungszeit: **5 min**
Portionen: **3**
Schwierigkeit: **leicht**

Zutaten:

- 100 g Ziegenfrischkäse
- 1 EL Honig
- 1 EL mittelscharfer Senf
- Etwas Dill
- Etwas Petersilie
- Salz und weißer Pfeffer

Zubereitung:

1. Dill und Petersilie waschen, trocken tupfen und fein hacken.
2. In einer Schüssel den Frischkäse, Honig sowie den Senf miteinander verrühren. Dill und Petersilie hinzugeben und die Masse mit Salz und Pfeffer abschmecken.

Tipp: Die süß-herzhafte Komponente ist sehr erfrischend und passt nicht nur als Aufstrich auf Backwaren, sondern auch als Dip zu Fleisch und Fisch.

143. Meerrettichsoße mit Preiselbeeren

Kalorien: 89 kcal | Fett: 6 g | Kohlenhydrate: 7,9 g | Eiweiß: 0,5 g

Zubereitungszeit: **10 min**
Portionen: **2**
Schwierigkeit: **leicht**

Zutaten:

- 2 EL Preiselbeeren
- 1,5 EL Meerrettichaufstrich
- 30 ml Schlagsahne
- Salz und weißer Pfeffer

Zubereitung:

1. Meerrettich und Preiselbeeren gut miteinander verrühren.
2. Die Sahne steif schlagen und zu dem Meerrettich-Preiselbeeren-Gemisch geben. Zum Schluss mit Salz und Pfeffer abschmecken.

Tipp: Die Soße passt super zu Fleisch oder Fisch. Als Dip zu Fondue ist sie beispielsweise ideal. Für mehr Schärfe nach Belieben noch etwas Senf hinzugeben, wenn dieser vertragen wird.

144. Pikanter Möhrendip

Kalorien: 61 kcal | Fett: 3,8 g | Kohlenhydrate: 2,9 g | Eiweiß: 3,2 g

Zubereitungszeit: 10 min
Portionen: 4
Schwierigkeit: leicht

Zutaten:

- 100 g Möhren
- 1 EL Kokosöl
- 1 Knoblauchzehe
- Salz und weißer Pfeffer
- Kreuzkümmel
- 100 g Magerquark

Zubereitung:

1. Die Möhren schälen und grob raspeln. Den Knoblauch schälen und fein hacken.
2. In einer Pfanne das Kokosöl erhitzen und die Möhren darin andünsten. Den Knoblauch hinzugeben und mitdünsten.
3. Anschließend vom Herd nehmen und auskühlen lassen. Zu guter Letzt den Magerquark hinzugeben und mit Salz, Pfeffer und Kreuzkümmel abschmecken.

Tipp: Möchte man dem Dip eine besondere orientalische Note beifügen, so kann man ihn neben Kreuzkümmel zusätzlich mit Kurkuma und Koriander (getrocknet oder frisch) abschmecken.

145. Kirschmarmelade

Kalorien: 487 kcal | Fett: 0,4 g | Kohlenhydrate: 115,6 g | Eiweiß: 1,1 g

Zubereitungszeit: **10 min**
Portionen: **1**
Schwierigkeit: **leicht**

Zutaten:

- 125 g Kirschen
- 100 g Gelierzucker
- 10 ml Kirschsaft

Zubereitung:

1. Die Kirschen entsteinen, in einen Topf geben und mit einem Kartoffelstampfer grob zerdrücken. Mit dem Gelierzucker vermischen und aufkochen lassen.
2. Anschließend für 3 Minuten unter Rühren kochen lassen und den Saft einrühren. Anschließend in ein Einmachglas füllen.

Tipp: Das Einmachglas zuvor abkochen, dann hält sich die Marmelade länger. Auf Mohn- oder anderen Brötchen schmeckt sie besonders gut.

146. Hack-Lauch-Soße

Kalorien: 564 kcal | Fett: 49,5 g | Kohlenhydrate: 1,6 g | Eiweiß: 28,2 g

Zubereitungszeit: 15 min
Portionen: 2
Schwierigkeit: leicht

Zutaten:

- 300 g Rinderhack
- 1 EL Kokosöl
- 100 g Schlagsahne
- Paprikapulver, edelsüß
- 10 g frischer Thymian
- 1 Stange Lauch
- Salz und weißer Pfeffer

Zubereitung:

1. Den Lauch putzen und in hauchdünne Ringe schneiden.
2. In einer beschichteten Pfanne das Kokosöl erhitzen und das Rinderhack darin mit dem Lauch scharf anbraten. Anschließend die Hitze leicht reduzieren und für etwa 5 Minuten braten.
3. Die Schlagsahne hinzufügen und für weitere 10 Minuten köcheln lassen. Mit dem Paprikapulver, Salz und Pfeffer abschmecken.
4. Zu guter Letzt den Thymian waschen, trockentupfen, fein hacken und zur Soße geben.

Tipp: Die Soße eignet sich gut zu jeglicher Kohlenhydratquelle wie beispielsweise Nudeln, Reis oder Kartoffeln.

147. Möhren-Frischkäse-Aufstrich

Kalorien: 112 kcal | Fett: 4,7 g | Kohlenhydrate: 11,9 g | Eiweiß: 2,8 g

Zubereitungszeit: **5 min**
Portionen: **2**
Schwierigkeit: **leicht**

Zutaten:

- 2 Möhren
- 1 Schalotte
- 2 EL Frischkäse, Doppelrahmstufe
- Salz und weißer Pfeffer
- Etwas Zucker
- ½ Bund Petersilie

Zubereitung:

1. Die Schalotte und die Möhren schälen. Die Schalotte fein würfeln und die Möhren raspeln. Die Petersilie ebenfalls waschen, trockentupfen und fein hacken.
2. Schalotten und Möhren in einer Schüssel miteinander vermengen, den Frischkäse hinzugeben und mit Salz, Pfeffer, etwas Zucker und der gehackten Petersilie abschmecken.

Tipp: Wer es etwas herber mag, kann noch eine Knoblauchzehe in den Aufstrich mischen. Auf Baguette gestrichen schmeckt er am besten.

148. Buttersoße

Kalorien: 91 kcal | Fett: 6,1 g | Kohlenhydrate: 6,9 g | Eiweiß: 2,3 g

Zubereitungszeit: 15 min
Portionen: 4
Schwierigkeit: mittel

Zutaten:

- 25 g Butter
- 25 g Weizenmehl
- 500 ml Gemüsebrühe ohne Geschmacksverstärker und Hefeextrakt
- 200 ml Milch (1,5 % Fett)

Zubereitung:

1. In einem Topf die Butter langsam zerlassen. Unter dauerhaftem Rühren das Mehl einrieseln lassen und kurz anrösten.
2. Anschließend mit der Gemüsebrühe und der Milch ablöschen. Kurz aufkochen lassen, und immerzu rühren, bis die Soße andickt. Dies kann ein paar Minuten dauern.

Tipp: Die Soße kann mit Kräutern noch verfeinert werden. Sie ist die perfekte Soße zu Gemüse, Kartoffeln und Fisch.

149. Aprikosen-Pfirsich-Konfitüre

Kalorien: 258 kcal | Fett: 0,2 g | Kohlenhydrate: 60,5 g | Eiweiß: 1,3 g

Zubereitungszeit: **30 min**
Portionen: **2**
Schwierigkeit: **leicht**

Zutaten:

- 1 Pfirsich
- 2 Aprikosen
- 100 g Gelierzucker
- 20 ml Pfirsichnektar

Zubereitung:

1. Pfirsiche und Aprikosen einritzen, mit kochendem Wasser übergießen, abschrecken und die Haut abziehen. Die Früchte halbieren, den Kern entfernen und das Fruchtfleisch klein würfeln.
2. Anschließend die Pfirsiche und Aprikosen mit dem Zucker und dem Nektar in einen Topf geben, kurz aufkochen lassen, danach den Deckel verschließen und für etwa 20 Minuten durchziehen lassen.
3. Danach noch einmal aufkochen lassen und für etwa 4 Minuten köcheln lassen.

Tipp: Wer keine Stückchen in seiner Konfitüre mag, kann das Fruchtmus nach dem Kochen pürieren. Anschließend in 2 Gläser füllen.

150. Honig-Mandeldip

Kalorien: 282 kcal | Fett: 20,9 g | Kohlenhydrate: 11 g | Eiweiß: 9,8 g

Zubereitungszeit: 10 min
Portionen: 4
Schwierigkeit: leicht

Zutaten:

- 70 g Mandelmehl
- 1 Zwiebel
- 1 EL Kokosöl
- 1 EL Honig
- 3 getrocknete Datteln
- 250 g Ziegenfrischkäse
- Salz und weißer Pfeffer
- 50 ml Wasser

Zubereitung:

1. Die Zwiebel schälen und würfeln.
2. Das Öl in einer Pfanne erhitzen und die Zwiebeln darin für etwa 4 Minuten glasig dünsten. Anschließend den Honig zugeben und für etwa 2 Minuten karamellisieren lassen.
3. Nun das Mandelmehl in einen Mixer geben, das Zwiebel-Honig-Gemisch sowie die Datteln, den Frischkäse und das Wasser hinzugeben und gut pürieren.
4. Zu guter Letzt die Creme mit Salz und Pfeffer abschmecken.

Tipp: Anstatt Mandelmehl können auch frische Mandeln verwendet werden. Diese dann im Vorfeld für etwa 30 Minuten einweichen und mit dem Wasser in den Mixer geben.

Abschließende Worte

Eine Reise durch die ersten Erfahrungen und Eindrücke der Welt der Histaminintoleranz liegen nun hinter Ihnen. Sehr hoffen wir, dass wir Ihnen einen ersten Eindruck bieten konnten, aber auch, dass wir Ihnen die Angst vor dieser Form der Lebensmittelunverträglichkeit ein wenig nehmen konnten.

Selbstverständlich ist es nicht leicht, wenn Sie von heute auf morgen langjährige Verhaltensmuster, beziehungsweise Essgewohnheiten abändern müssen. Aber ein Vorteil hat es: Durch die Diagnose haben Sie es schwarz auf weiß. Somit haben Sie die Chance, ein besseres, vor allen Dingen aber symptomfreies Leben zu führen. Ihnen wird viel Leid erspart und Sie können wieder durchatmen.
Ist der Schrecken einmal gebannt und haben Sie sich mit der neuen Situation arrangiert, werden Sie sehen, es ist gar nicht so schwierig. Natürlich kommt Ihnen im ersten Augenblick die Liste der verträglichen, unsicheren und nicht verträglichen Lebensmittel schier unendlich lang vor. Doch wir sind überzeugt, dass Sie schnell den Dreh herausgefunden haben. Immerhin kennen Sie Ihre Vorlieben am besten und irgendwann wissen Sie von selbst, welche Lebensmittel für Ihren Körper als verträglich einzustufen sind und welche nicht.

Histamin, dieses kleine Hormon macht es ganz schön schwer für Sie. Doch jetzt kennen Sie die chemische Verbindung und wissen, was es damit überhaupt auf sich hat. Nicht selten ist das Unbekannte der eigentliche Schreck und weniger die Tatsache, dass man die Ernährung ein wenig umstellen muss. Zumindest zeigt dies unsere Erfahrung. Aus diesem Grund hoffen wir sehr, dass wir zu der ersten Aufklärung beitragen konnten und das ganz ohne Fachchinesisch, sondern einfach und verständlich. Mit dem Verstehen und Begreifen beginnt die Akzeptanz, dass manche Dinge sind, wie sie sind. Lehnen Sie sich also nicht gegen Ihre Histaminintoleranz, sondern versuchen Sie die Dinge so zu akzeptieren, wie Sie sind und finden Sie neue kulinarische Highlights. Denn: Sie sind es sich wert!

Wenn Sie durch unser Buch ein Stück mehr Lebensqualität zurückgewinnen konnten, dann sind wir zufrieden. Denn das Leben ist einfach zu kurz, um es nicht richtig leben zu können und dazu gehört, unserer Meinung nach, eben auch das kulinarische Lebensgefühl. Immerhin hat Henry de Montherlant schon richtig gesagt:

„Alles, was nicht Literatur oder Genuß ist, ist verlorene Zeit."
Henry de Montherlant

Nun wünschen wir Ihnen natürlich nur das Beste und einen erfolgreichen Umgang mit der Histaminintoleranz. Und da wir allesamt Köche sind, wünschen wir Ihnen selbstverständlich auch einen kulinarischen Bestseller, den Sie Tag für Tag selbst kreieren.
In diesem Sinne alles Gute, viel Gesundheit und viele leckere Augenblicke für Sie!

Wenn Sie dieses Buch gelesen und es für gut befunden haben, dann teilen Sie doch Ihre Meinung mit anderen und bewerten dieses Buch auf Amazon. So merken wir auch, ob es Ihnen gefallen hat und können dies bei weiteren Kochbüchern aufnehmen. Mit Ihrer Meinung helfen Sie außerdem anderen Lesern und machen es möglich, dass mehr Menschen dieses Buch finden und beginnen, sich gesünder und nachhaltig zu ernähren. Zudem haben Sie aber auch die Möglichkeit, uns per E-Mail zu kontaktieren. Auf diesem Weg können Sie uns ebenfalls Lob und Kritik mitteilen – eben ein Feedback geben. Schreiben Sie uns gerne eine Nachricht, welches Rezept Ihnen besonders geschmeckt hat – oder welches nicht. Für Ideen, Wünsche und Anregungen sind wir immer offen. Nennen Sie uns auch gern Ihr Lieblingsrezept, das wir demnächst ausprobieren sollten.

Besuchen Sie uns auf Amazon für noch mehr Kochbücher:
Kitchen Champions: http://bit.ly/KitchenChampions

Wir sagen Danke!

Als besonderes Dankeschön erhalten Sie **völlig kostenlos 40 vegetarische Rezepte mit Nährwertangaben und Kochtipps!**

Klicken Sie einfach auf den folgenden Link (bzw. im Browser eintippen) um zu den kostenlosen Rezepten zu gelangen.

Link: http://bit.ly/40Rezepte

Hinweis: Sie können die Rezepte auch gerne ausdrucken oder auf Ihr Gerät herunterladen.

Wir wünschen Ihnen ein gelungenes Nachkochen der Rezepte!

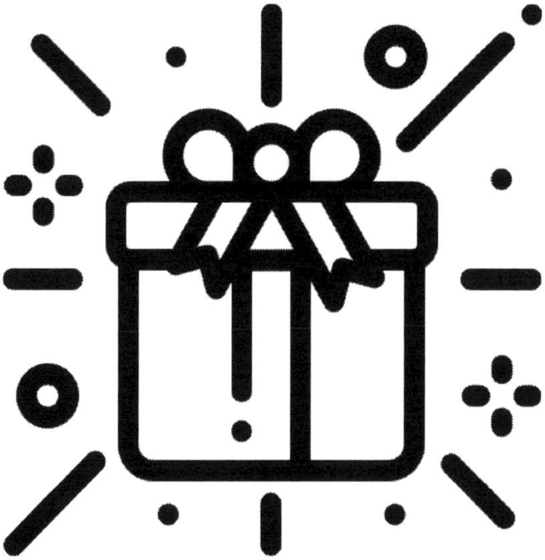

BONUS: 14 Tage Ernährungsplan

Eine neue Ernährung ist immer am einfachsten, wenn Sie einen Plan haben, an den Sie sich entlang hangeln können. So ein Plan hat viele Vorteile. Sie bekommen ein Rhythmus in die neue Ernährung und können anhand von den hier vorgegebenen Strukturen Ihren eigenen Plan mit der Zeit entwickeln. Dieser Plan geht über 14 Tage, kann aber beliebig oft von Ihnen wiederholt werden. Der Plan beinhaltet pro Tag jeweils ein Rezept für Frühstück, Mittag- und Abendessen, sowie einen Snack, welchen Sie zwischendurch zu sich nehmen können.

Vielleicht waren Sie auch schon neugierig und haben sich den Plan angesehen. Dann wird Ihnen vielleicht aufgefallen sein, dass Sie hier Rezepte aus diesem Buch wiederfinden. Sie können die Rezepte natürlich nach Ihrem eigenen Geschmack zusammenstellen. Sehen Sie den Plan also wie eine Art Gerüst, das Ihnen bei den ersten Schritten in der histaminarmen Küche hilft. Wir wünschen Ihnen viel Erfolg!

Tag 1

Frühstück (445 kcal):

Käse-Omelett mit Kräutern (Rezept Nr. 3, Seite 36)

Mittagessen (402 kcal):

Gelbe Suppe mit Hähnchenspießen (Rezept Nr. 132, Seite 173)

Abendessen (386 kcal):

Leichter Gemüsewrap (Rezept Nr. 119, Seite 159)

Snack (398 kcal):

Kokosbällchen (Rezept Nr. 58, Seite 94)

Gesamtumsatz/Tag:

- Kalorien: 1631 kcal

Tag 2

Frühstück (293 kcal):

Chiapudding mit Mangomus (Rezept Nr. 13, Seite 46)

Mittagessen (497 kcal):

Spargel-Pfannkuchen (Rezept Nr. 28, Seite 62)

Abendessen (522 kcal):

Schweinemedaillons überbacken (Rezept Nr. 38, Seite 73)

Snack (516 kcal):

Süße Quarkteilchen (Rezept Nr. 59, Seite 95)

Gesamtumsatz/Tag:

- Kalorien: 1828 kcal

Tag 3

Frühstück (266 kcal):
Overnight Oats mit Heidelbeeren (Rezept Nr. 5, Seite 38)

Mittagessen (797 kcal):
Schinkenspätzle mit Karotten (Rezept Nr. 18, Seite 52)

Abendessen (292 kcal):
Eiersalat mit Äpfeln (Rezept Nr. 118, Seite 158)

Snack (253 kcal):
Pizzarollen (Rezept Nr. 51, Seite 87)

Gesamtumsatz/Tag:

- Kalorien: 1608 kcal

Tag 4

Frühstück (157 kcal):
Beerenauswahl (Rezept Nr. 97, Seite 136)

Mittagessen (557 kcal):
Hähnchen-Pesto-Burger (Rezept Nr. 117, Seite 157)

Abendessen (534 kcal):
Tortilla mit Brokkoli und Paprika (Rezept Nr. 31, Seite 66)

Snack (125 kcal):
Gummibärchen (Rezept Nr. 54, Seite 90)

Gesamtumsatz/Tag:

- Kalorien: 1373 kcal

Tag 5

Frühstück (313 kcal):

Deftiges Landfrühstück (Rezept Nr. 12, Seite 45)

Mittagessen (613 kcal):

Nudelsalat aus Apfel und Zucchini (Rezept Nr. 120, Seite 160)

Abendessen (301 kcal):

Süßkartoffelsuppe mit Ingwer (Rezept Nr. 122, Seite 163)

Snack (156 kcal):

Maronenkugel (Rezept Nr. 52, Seite 88)

Gesamtumsatz/Tag:

- Kalorien: 1383 kcal

Tag 6

Frühstück (452 kcal):

Quark-Pancakes (Rezept Nr. 1, Seite 34)

Mittagessen (354 kcal):

Gefüllte Zucchini mit Couscous (Rezept Nr. 21, Seite 55)

Abendessen (259 kcal):

Hähnchencurry (Rezept Nr. 42, Seite 77)

Snack (140 kcal):

Leichter Snack mit Gurken und Hüttenkäse (Rezept Nr. 56, Seite 92)

Gesamtumsatz/Tag:

- Kalorien: 1205 kcal

Tag 7

Frühstück (529 kcal):
Schinken-Käsebrot mit Spiegelei (Rezept Nr. 11, Seite 44)

Mittagessen (261 kcal):
Möhren-Kokossuppe (Rezept Nr. 124, Seite 165)

Abendessen (455 kcal):
Süßkartoffel aus dem Ofen (Rezept Nr. 44, Seite 79)

Snack (218 kcal):
Blätterteigröllchen (Rezept Nr. 57, Seite 93)

Gesamtumsatz/Tag:

- Kalorien: 1463 kcal

Tag 8

Frühstück (400 kcal):
Herzhafte Pancakes mit Käsecreme (Rezept Nr. 8, Seite 41)

Mittagessen (477 kcal):
Fenchel-Fisch-Salat (Rezept Nr. 111, Seite 151)

Abendessen (520 kcal):
Filetkombination mit Püree (Rezept Nr. 40, Seite 75)

Snack (323 kcal):
Schnittlauchbrezel (Rezept Nr. 50, Seite 86)

Gesamtumsatz/Tag:

- Kalorien: 1720 kcal

Tag 9

Frühstück (237 kcal):

Vanille Smoothie mit Chiasamen (Rezept Nr. 93, Seite 132)

Mittagessen (691 kcal):

Spaghetti in Grünkohlsoße (Rezept Nr. 26, Seite 60)

Abendessen (253 kcal):

Bunter Salat mit Pfirsich (Rezept Nr. 110, Seite 150)

Snack (336 kcal):

Karamell-Popcorn (Rezept Nr. 46, Seite 82)

Gesamtumsatz/Tag:

- Kalorien: 1517 kcal

Tag 10

Frühstück (333 kcal):

Schneller Milchreis (Rezept Nr. 68, Seite 105)

Mittagessen (545 kcal):

Baguette mit Putenbrust (Rezept Nr. 109, Seite 149)

Abendessen (556 kcal):

Filetsteak mit Kartoffelspalten (Rezept Nr. 37, Seite 72)

Snack (211 kcal):

Gesunde Pastinakenchips (Rezept Nr. 53, Seite 89)

Gesamtumsatz/Tag:

- Kalorien: 1645 kcal

Tag 11

Frühstück (113 kcal):
Vollkornbrot mit Frischkäse und Granatapfel (Rezept Nr. 9, Seite 42)

Mittagessen (498 kcal):
Pfannkuchen mit Kirschen (Rezept Nr. 63, Seite 100)

Abendessen (553 kcal):
Hähnchen-Frühlingssalat (Rezept Nr. 116, Seite 156)

Snack (198 kcal):
Fitnessquark mit Leinöl (Rezept Nr. 49, Seite 85)

Gesamtumsatz/Tag:

- Kalorien: 1362 kcal

Tag 12

Frühstück (346 kcal):
Frühstücks-Sandwich (Rezept Nr. 6, Seite 39)

Mittagessen (543 kcal):
Pastinakenküchlein mit Dip (Rezept Nr. 113, Seite 153)

Abendessen (356 kcal):
Hirse-Obstsalat (Rezept Nr. 115, Seite 155)

Snack (113 kcal):
Müsliriegel (Rezept Nr. 60, Seite 96)

Gesamtumsatz/Tag:

- Kalorien: 1358 kcal

Tag 13

Frühstück (123 kcal):

Gartensmoothie (Rezept Nr. 99, Seite 138)

Mittagessen (395 kcal):

Gnocchi in Salbeibutter (Rezept Nr. 20, Seite 54)

Abendessen (638 kcal):

Lammkoteletts mit Ziegenfrischkäse (Rezept Nr. 36, Seite 71)

Snack (75 kcal):

Crostini mit Zucchini (Rezept Nr. 47, Seite 83)

Gesamtumsatz/Tag:

- Kalorien: 1231 kcal

Tag 14

Frühstück (289 kcal):

Vollkorntoast mit Rührei (Rezept Nr. 14, Seite 47)

Mittagessen (351 kcal):

Ravioli aus Roter Bete (Rezept Nr. 22, Seite 56)

Abendessen (629 kcal):

Forelle mit Gemüse (Rezept Nr. 33, Seite 68)

Snack (157 kcal):

Pikante Möhrenmuffins (Rezept Nr. 48 Seite 84)

Gesamtumsatz/Tag:

- Kalorien: 1426 kcal

BONUS: Rezeptvorlagen zum Ausfüllen

Sie finden hier mehrere Rezeptvorlagen, die Sie für Ihre kreativen Rezepte nutzen können. Tragen Sie doch einfach Ihr Lieblingsrezept hier ein oder wie wäre es mit Ihrer geheimen Rezeptvariation, damit Sie diese nicht mehr vergessen?

Ihrer Kreativität sind keine Grenzen gesetzt. Wir wünschen Ihnen ein gutes Gelingen, viel Freude beim Experimentieren und natürlich eine ganz besondere kulinarische Sammlung, nämlich Ihre eigene!

Rezept: ____________________

Zubereitungszeit: __________ **Portionen:** ____

Zutaten:

-
-
-
-
-
-
-
-
-
-
-
-
-
-

Zubereitung:

Notizen:

Rezept: ______________________________

Zubereitungszeit: ____________ **Portionen:** ____

Zutaten:

- ______________
- ______________
- ______________
- ______________
- ______________
- ______________
- ______________
- ______________
- ______________
- ______________
- ______________
- ______________
- ______________
- ______________

Zubereitung:

Notizen:

Rezept: ____________________

Zubereitungszeit: __________ **Portionen:** ____

Zutaten:

- ____________________
- ____________________
- ____________________
- ____________________
- ____________________
- ____________________
- ____________________
- ____________________
- ____________________
- ____________________
- ____________________
- ____________________
- ____________________
- ____________________

Zubereitung:

Notizen:

Rezept: ______________________________

Zubereitungszeit: ______________ **Portionen:** ____

Zutaten:

- ____________________
- ____________________
- ____________________
- ____________________
- ____________________
- ____________________
- ____________________
- ____________________
- ____________________
- ____________________
- ____________________
- ____________________
- ____________________
- ____________________

Zubereitung:

____

____

____

____

____

____

____

____

Notizen:

____

____

____

Rezept: ______

Zubereitungszeit: ______ **Portionen:** ______

Zutaten:

- ______
- ______
- ______
- ______
- ______
- ______
- ______
- ______
- ______
- ______
- ______
- ______
- ______
- ______

Zubereitung:

______

Notizen:

______

Weitere Kochbücher der Autorinnen

Suchen Sie nach weiteren Kochbüchern/Ratgebern mit vielen wertvollen und interessanten Informationen sowie abwechslungsreichen und gesunden Rezepten? Dann empfehlen wir Ihnen unsere anderen Kochbücher!

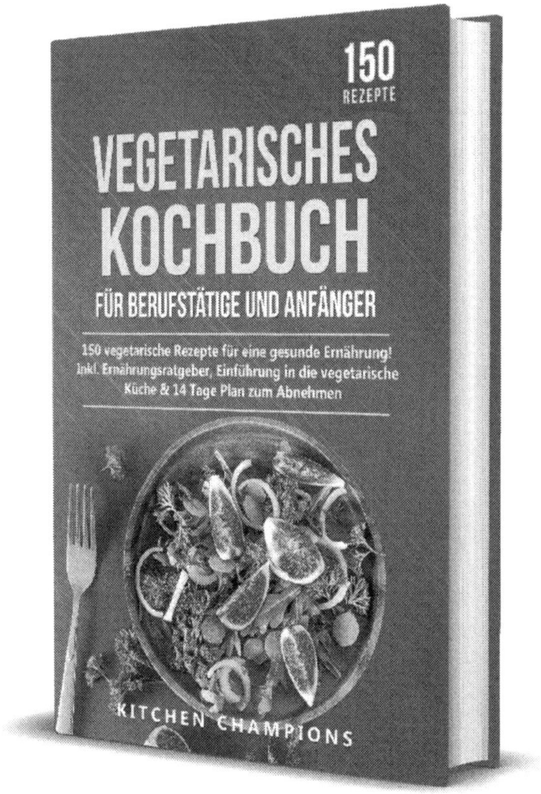

http://bit.ly/VegetarischesKochbuch

Vegetarisches Kochbuch für Berufstätige und Anfänger: 150 vegetarische Rezepte für eine gesunde Ernährung! Inkl. Ernährungsratgeber, Einführung in die vegetarische Küche & 14 Tage Plan zum Abnehmen.

ISBN: 9781096694069

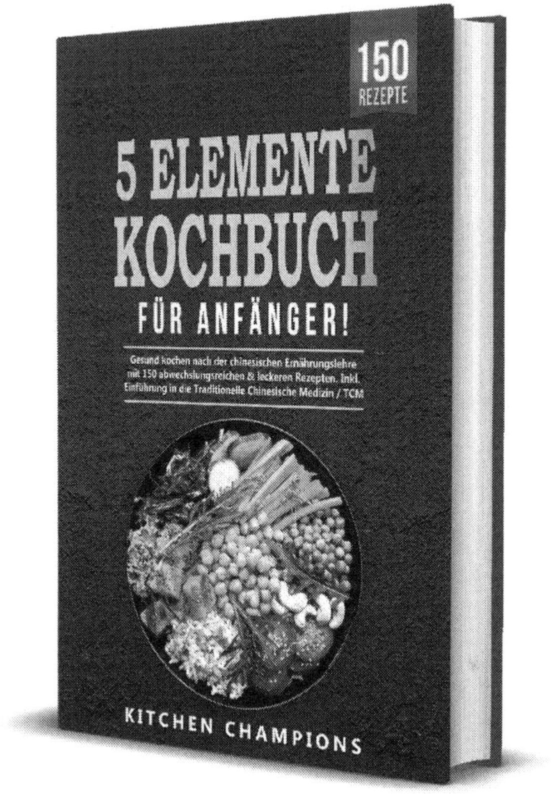

http://bit.ly/5ElementeKochbuch

5-Elemente-Kochbuch für Anfänger!: Gesund kochen nach der chinesischen Ernährungslehre mit 150 abwechslungsreichen & leckeren Rezepten. Inkl. Einführung in die Traditionelle Chinesische Medizin / TCM

ISBN: 9781702369374

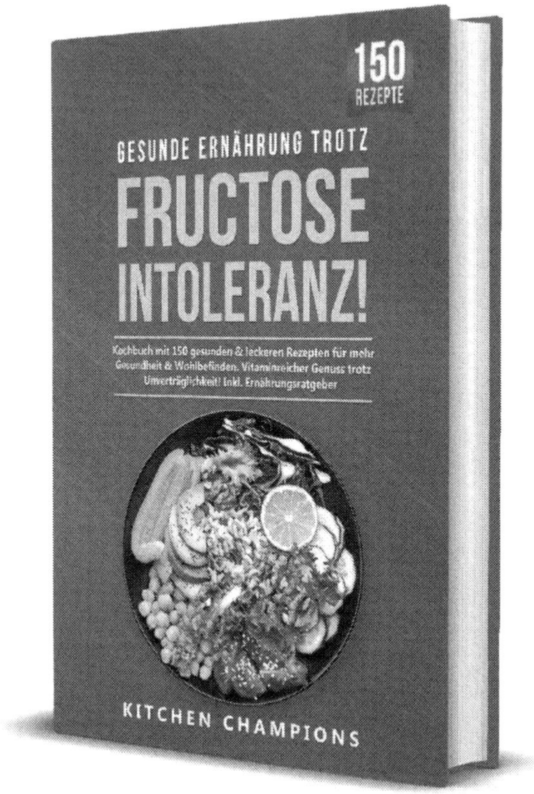

http://bit.ly/FructoseintoleranzKochbuch

Gesunde Ernährung trotz Fructoseintoleranz!: Kochbuch mit 150 gesunden & leckeren Rezepten für mehr Gesundheit & Wohlbefinden. Vitaminreicher Genuss trotz Unverträglichkeit! Inkl. Ernährungsratgeber

ISBN: 9781712452820

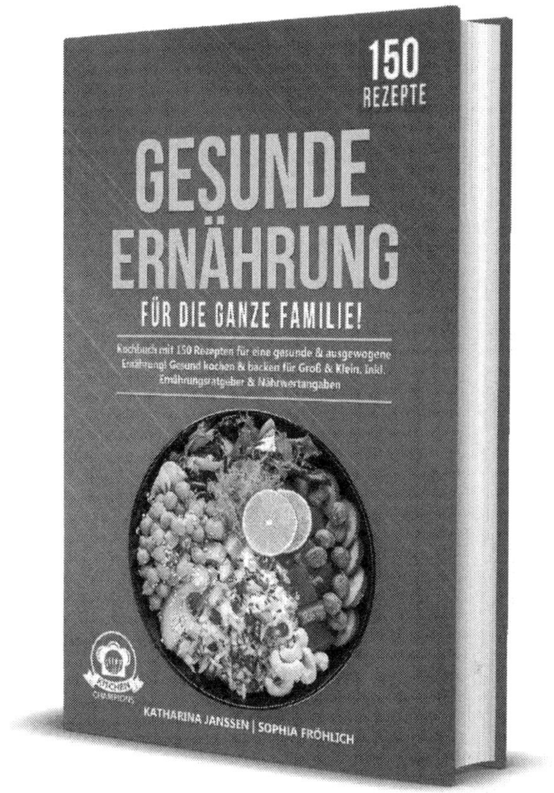

http://bit.ly/GesundeErnährungKochbuch

Gesunde Ernährung für die ganze Familie!: Kochbuch mit 150 Rezepten für eine gesunde & ausgewogene Ernährung! Gesund kochen & backen für Groß & Klein. Inkl. Ernährungsratgeber & Nährwertangaben

ISBN: 9798604828298

Notizen

Rechtliches

Haftung für externe Links

Dieses Buch enthält Links zu externen Webseiten Dritter, auf deren Inhalt der Autor keinen Einfluss hat. Deshalb kann für die Inhalte externer Inhalte keine Gewähr übernommen werden. Für die Inhalte der verlinkten Seiten ist stets der jeweilige Anbieter oder Betreiber der Seiten verantwortlich. Die verlinkten Seiten wurden zum Zeitpunkt der Verlinkung auf mögliche Rechtsverstöße überprüft. Rechtswidrige Inhalte waren zum Zeitpunkt der Verlinkung nicht erkennbar. Eine permanente inhaltliche Kontrolle der verlinkten Webseiten ist jedoch ohne konkrete Anhaltspunkte einer Rechtsverletzung nicht zumutbar. Bei Bekanntwerden von Rechtsverletzungen werden derartige Links umgehend entfernt.

Urheberrecht

Alle Inhalte dieses Werkes sowie Informationen, Strategien und Tipps sind urheberrechtlich geschützt. Alle Rechte sind vorbehalten. Jeglicher Nachdruck oder jegliche Reproduktion - auch nur auszugsweise - in irgendeiner Form wie Fotokopie oder ähnlichen Verfahren, Einspeicherung, Verarbeitung, Vervielfältigung und Verbreitung mit Hilfe von elektronischen Systemen jeglicher Art (gesamt oder nur auszugsweise) ist ohne ausdrückliche schriftliche Genehmigung des Autors strengstens untersagt. Alle Übersetzungsrechte vorbehalten. Die Inhalte dürfen keinesfalls veröffentlicht werden. Bei Missachtung behält sich der Autor rechtliche Schritte vor.

Haftungsausschluss / Disclaimer

Die Nutzung dieses Buches und die Umsetzung der enthaltenen Informationen, Anleitungen und Strategien erfolgt auf eigenes Risiko. Der Autor kann für etwaige Schäden jeglicher Art aus keinem Rechtsgrund eine Haftung übernehmen. Haftungsansprüche gegen den Autor für Schäden materieller oder ideeller Art, die durch die Nutzung oder Nichtnutzung der Informationen bzw. durch die Nutzung fehlerhafter und/oder unvollständiger Informationen verursacht wurden, sind grundsätzlich ausgeschlossen. Rechts- und Schadenersatzansprüche sind daher ausgeschlossen. Dieses Werk wurde sorgfältig erarbeitet und niedergeschrieben. Der Autor übernimmt jedoch keinerlei Gewähr für die Aktualität, Vollständigkeit und Qualität der Informationen. Druckfehler und Falschinformationen können nicht vollständig ausgeschlossen werden. Es kann keine juristische Verantwortung sowie Haftung in irgendeiner Form für fehlerhafte Angaben vom Autor übernommen werden.

Impressum

Kitchen Champions wird vertreten durch:

Carsten Webermann
Zum Höst 9
26670 Uplengen
Deutschland
E-Mail: kitchenchampions@gmx.de

Covergestaltung: Fiverr
Coverbild: ivan_dzyuba | depositphotos.com

Piktogramme:

- Icon made by photo3idea_studio from www.flaticon.com
    - Toaster Icon - Kapitel Frühstück
    - Food Icon - Kapitel Mittagessen
    - Fruits Icon - Kapitel Snacks
    - Pudding Icon - Kapitel Dessert
    - Juice Icon - Kapitel Smoothies
    - Picnic Basket Icon - Kapitel Für die Arbeit/Schule (zum Mitnehmen)
    - Fried Icon - Kapitel Aufstriche und Soßen
    - Diet Icon - Kapitel BONUS: 14 Tage Ernährungsplan

- Icon made by Nhor Phai from www.flaticon.com
    - Soup Icon - Kapitel Suppen

- Icon made by Freepik from www.flaticon.com
    - Dinner Icon - Kapitel Abendessen
    - Bread Icon - Kapitel Brot/Brötchen
    - Recipe Icon - Kapitel BONUS: Rezeptvorlagen zum Ausfüllen
    - Surprise Icon - Kapitel Wir sagen Danke!

Printed in Great Britain
by Amazon

37258604R00124